1×1 der chirurgischen Instrumente

Margret Liehn
Hannelore Schlautmann

1×1
der chirurgischen
Instrumente

Benennen, Erkennen, Instrumentieren

2., aktualisierte Auflage

Mit 203 Abbildungen

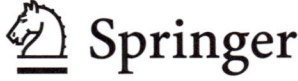 Springer

Margret Liehn
Asklepios Klinik Altona
Hamburg

Hannelore Schlautmann
Wallenhorst

ISBN-13 978-3-642-34305-6   ISBN 978-3-642-34306-3 (eBook)
DOI 10.1007/978-3-642-34306-3

Die Deutsche Nationalbibliothek verzeichnet diese Publikation in der Deutschen Nationalbibliografie;
detaillierte bibliografische Daten sind im Internet über http://dnb.d-nb.de abrufbar.

Springer Medizin
© Springer-Verlag Berlin Heidelberg 2011, 2013

Planung: Susanne Moritz, Berlin
Projektmanagement: Dr. Ulrike Niesel, Heidelberg
Lektorat: Sirka Nitschmann, Werl-Westönnen
Projektkoordination: Eva Schoeler, Heidelberg
Umschlaggestaltung: deblik Berlin
Satz: Fotosatz-Service Köhler GmbH – Reinhold Schöberl, Würzburg

Gedruckt auf säurefreiem und chlorfrei gebleichtem Papier

Springer Medizin ist Teil der Fachverlagsgruppe Springer Science+Business Media
www.springer.com

Vorwort zur 2. Auflage

Wir freuen uns, dass es uns möglich gemacht wurde, eine 2. Auflage dieses Buches zu erstellen. Es wurde in den letzten Jahren immer deutlicher, dass durch Arbeitsverdichtung und gleichzeitig durch gesetzlich vorgeschriebenen Freizeitausgleich nach Bereitschaftsdiensten die Aus-, Fort- und Weiterbildung neuer Mitarbeiter im OP erschwert wird.

Neben guten Einarbeitungskonzepten, nachvollziehbaren Standards und motivierten Praxisanleitern ist das Eigenstudium für den einzelnen Mitarbeiter unerlässlich.

Deshalb haben wir auch in dieser Auflage versucht, die Grundlagen des chirurgischen Instrumentariums zu erläutern und mit Abbildungen zu vertiefen. Die Resonanz der KollegINNen aus dem OP-Bereich hat uns gezeigt, dass wir damit einen Weg beschritten haben, der Mitarbeitern helfen kann, sich im anfangs »undurchdringlichen Dschungel« der Instrumente zurecht zu finden.

Wir bedanken uns, dass die Fa. Aesculap AG uns auch für die 2. Auflage viele Abbildungen zur Verfügung stellte, wie auch bei der Firma MMM, dass wir Abbildungen aus der Broschüre »Instrumentenaufbereitung richtig gemacht« übernehmen durften.

Weiterhin haben uns auch für diese Auflage Kollegen mit ihrem Fachwissen bereitwillig unterstützt und alle auftauchenden Fragen aus der Praxis heraus beantwortet.

Unser Dank dafür gilt insbesondere Herrn Klaus Dieter Harmel (Niels Stensen Kliniken, Marienhospital Osnabrück, Ltg ZSVA) und Frau Manuela Junker (Niels Stensen Kliniken, Marienhospital Osnabrück).

Frau Gabriele Frank (Rheinböllen) unterstützte uns bei der Recherche bzgl. der Geschichte der Instrumente.

Die Fotos konnten wir dankenswerterweise im ZOP der Asklepios Klinik Altona in Hamburg aufnehmen.

Ohne die Unterstützung der Springer Verlags, insbesondere durch Frau Dr. Ulrike Niesel und Frau Susanne Moritz und ohne die Arbeit unserer Lektorin, Frau Sirka Nitschmann wäre dieses Buch nicht möglich gewesen.

Wir hoffen, dass es uns noch einmal gelungen ist, Mitarbeitern im OP ein Buch an die Hand zu geben, das Hilfestellung gibt, beim Erkennen der Instrumente und damit dazu beiträgt, diesen anspruchsvollen und interessanten Beruf noch professioneller und zum Wohle unserer Patienten ausüben zu können.

Margret Liehn
Hannelore Schlautmann
Im Frühjahr 2013

Inhaltsverzeichnis

1   **Einleitung**   1
Margret Liehn, Hannelore Schlautmann
1.1   Geschichte der Instrumentenherstellung   3
1.2   Werkstoffe chirurgischer Instrumente   7
1.3   Normung   10
1.4   Oberflächenbeschaffenheit   10
1.5   Instrumentation   11
1.6   Grundregeln   11

2   **Chirurgische Instrumente**   13
Margret Liehn

3   **Grundinstrumente**   17
Margret Liehn
3.1   Allgemeines Instrumentarium   18

4   **Spezialinstrumente**   57
Margret Liehn, Hannelore Schlautmann
4.1   Abdominalchirurgie   59
4.2   MIC-Instrumente   71
4.3   Knocheninstrumente   79
4.4   Gynäkologische Instrumente   96
4.5   Urologische Instrumente   107
4.6   Gefäßchirurgische Instrumente   111
4.7   Mikroinstrumente   116

5   **Tischaufbau**   121
Margret Liehn

6   **Handling**   125
Margret Liehn

7   **Aufbereitung**   129
Hannelore Schlautmann
7.1   Vorschriften   130
7.2   Grundregeln   131
7.3   Aufbereitung in der ZSVA   134

Serviceteil

Literatur   148
Stichwortverzeichnis   151

Einleitung

Margret Liehn, Hannelore Schlautmann

1.1 Geschichte der Instrumentenherstellung – 3

1.2 Werkstoffe chirurgischer Instrumente – 7

1.3 Normung – 10

1.4 Oberflächenbeschaffenheit – 10

1.5 Instrumentation – 11

1.6 Grundregeln – 11

M. Liehn, H. Schlautmann (Hrsg), *1×1 der chirurgischen Instrumente*,
DOI 10.1007/978-3-642-34306-3_1, © Springer-Verlag Berlin Heidelberg 2013

Ein wesentlicher Bestandteil der Arbeit der OP-Pflegekräfte sowie der operationstechnischen Assistenten (OTA) besteht neben der wichtigen Tätigkeit der unsterilen Saalassistenz darin, die Instrumentanz bei Operationen zu übernehmen.

Dafür kann erwartet werden, dass die pflegerischen Mitarbeiter im Operationsbereich die benötigten Instrumente und deren Verwendungszweck kennen und für jede geplante Operation die chirurgischen Instrumente korrekt vorbereiten können. Durch präzise präoperative Diagnostik werden die Operationen exakt planbar. Dadurch ist die Vorbereitung in der Regel in Standards festlegbar und problemlos nachzulesen. Die Vorbereitung der Containersiebe ist nur ein geringer Teil der Arbeit des Instrumentanten.

Bevor die Materialien für eine Operation steril vorbereitet werden, wird die Sterilität der Instrumentencontainer überprüft, die Anzahl und Funktionsfähigkeit aller Instrumente getestet. Alle Materialien, die im und am Patienten benutzt werden, werden vom OP-Personal vorbereitet, dokumentiert und zum Gebrauch freigegeben.

Es kann vom Pflegepersonal erwartet werden, dass die Instrumente beim Namen genannt, sie in korrekter Weise bereitgestellt und dem Operateur so zugereicht werden, dass ein sofortiger Gebrauch möglich ist. Dabei ist es wünschenswert, dass der Instrumentant den Ablauf der Operation so gut kennt, dass er im Voraus weiß, welches Instrument benötigt werden wird. Einsicht in das Operationsfeld – um die anatomischen Strukturen zu erkennen – hilft Schlüsse auf den Fortgang des Eingriffs zu ziehen. So kann das benötigte Instrumentarium – bestenfalls unaufgefordert – angereicht werden.

Jedes Instrument ist für seinen spezifischen Gebrauch hergestellt worden und es ist anhand bestimmter Kriterien erkennbar, für welche Nutzung es sich anbietet. Die Namen der Instrumente resultieren entweder aus ihrer Funktion, ihrem Erfinder, ihrem Hersteller, aber auch aus ihrer Form, dem Organ oder ihrer Eigenschaft. Da in manchen Kliniken einzelnen Instrumenten zusätzlich Eigennamen gegeben wurden, ist es gerade für neue Mitarbeiter schwierig, die Instrumentanz zu übernehmen. Kann anhand der Ausstattung des Instruments seine Funktion hergeleitet werden, ist jedoch vieles nachvollziehbarer.

Gerade in schwierigen Operationssituationen muss erwartet werden können, dass ein Instrument ohne Benennung zum Einsatz kommen kann.

Die Aufbereitungskriterien müssen bekannt sein, auch wenn die Aufbereitung in der Regel in der zentralen Sterilgutversorgungsabteilung (ZSVA) vorgenommen wird, denn aus diesem Wissen resultiert ein verantwortungsvoller Umgang mit den wertvollen Instrumenten. Sie stellen einen erheblichen finanziellen Wert dar, der durch Kenntnisse in vielen Bereichen lange erhalten bleiben kann.

> Nur, was wir verstehen und wissen, können wir problemlos umsetzen.
> Effizient kann nur der arbeiten, der weiß, was er tut und in jeder Situation den Überblick behält.

Zumeist werden Instrumente in fachspezifisch bestückten Sieben im Container bereitgestellt und bei Bedarf durch Einzelinstrumente erweitert. Jedes Sieb ist nach dem Hausstandard bestückt und dieser Standard ist verbindlich. Dabei ist zu bedenken, dass das Gewicht der Container von jedem Mitarbeiter problemlos zu bewältigen sein muss.

Dieses Buch soll Einblicke geben in die Instrumentenherstellung, die Benennung des einzelnen Instruments, Hinweise zur Vorbereitung der Instrumentiertische geben sowie helfen, das Anreichen der Instrumente komplikationslos und stressfrei gelingen zu lassen.

Dabei können nur einige wenige Instrumente beispielhaft genannt werden und auch die Namen entsprechen nicht immer denen im Katalog genannten, zumal unterschiedliche Hersteller auch variierende Namen benutzen.

Die fortwährende technische Innovation führt zur Herstellung von multifunktionellen Instrumenten und mechatronischen Systemen, die hier nicht erwähnt werden können.

1.1 Geschichte der Instrumentenherstellung

Hannelore Schlautmann

Die Geschichte der Instrumente geht einher mit der Entwicklung der Chirurgie. Was bedeutet eigentlich das Wort »Chirurgie«? Das Wort stammt aus dem Griechischen und bedeutet: »mit der Hand machen«.

Seit Beginn der Menschheitsgeschichte haben sich heilkundige Männer und Frauen bemüht, ihre Mitmenschen von Krankheiten zu befreien und Verletzungen zu behandeln. Mit all ihren Sinnen – Sehen, Tasten, Schmecken, Riechen und Hören – haben sie versucht, Krankheiten zu erkennen und zu behandeln, und häufig haben sie dabei Instrumente zu Hilfe genommen. Steinzeitliche Knochenfunde zeigen verheilte Frakturen, die wohl mit Schienen stabilisiert wurden. Schädeltrepanationen wurden von Heilern erfolgreich durchgeführt, wie verheilte Bohrränder an Schädelfunden beweisen.

In den Pharaonenreichen stand bereits ein ausgedehntes medizinisches Wissen zur Verfügung, dort waren vor rund 2.500 Jahren bereits über 200 verschiedene Instrumente zum Durchführen von Operationen bekannt. Aus der Zeit um 1700 v.Chr. stammen der **Edwin-Smith Papyrus** und das **Papyrus Ebers**. Sie enthalten erste Beschreibungen und Anleitungen zur Wundbehandlung und Wundheilung. Die Schriften des Griechen **Archimatheus** aus dem Jahr 1100 v.Chr. sind mit die frühesten Regelwerke für das ärztliche Verhalten.

Die Amazonen der griechischen Mythologie ließen sich eine Brust amputieren, um ihrem Kriegshandwerk mit Pfeil und Bogen besser nachgehen zu können, also muss es dafür Instrumente und Operationsmethoden gegeben haben. Instrumente wurden aus Stein und Knochen gefertigt. Archäologische Funde belegen, dass bereits um 500 v.Chr. Pflanzenfasern, Tiersehnen und die Beißwerkzeuge großer Ameisen in den verschiedenen Kulturen zum Wundverschluss eingesetzt wurden.

Hippokrates von Kos wurde um 460 v.Chr. auf der griechischen Insel Kos geboren und verstarb um 370 v.Chr. in Larisa. Er gilt als der berühmteste Arzt des Altertums und als Begründer der Medizin als Wissenschaft. Ihm werden 61 Schriften zugeordnet, die jedoch zwischen 400 v.Chr. und 100 n.Chr. verfasst wurden – welche davon von ihm selbst geschrieben wurden, ist unklar. Hippokrates erklärt Krankheiten mit einem Ungleichgewicht der vier Körpersäfte (Blut, Schleim, gelbe und schwarze Galle) und schlägt zur Heilung eine Änderung der Lebensumstände, Diät, Arzneimittel und operative Eingriffe wie Aderlass und Schröpfen vor.

Nach dem Untergang des griechischen Weltreichs und zu Beginn des Aufstiegs des Römischen Reiches gelangte immer mehr medizinisches Wissen mit griechischen Ärzten nach Rom. Griechen wie Heliodorus und Japyx brachten es zu großem Einfluss. Während der zahllosen Feldzüge Roms erwarben die Ärzte große Erkenntnisse, Militärärzte entwickelten sich zu den besten Chirurgen. Bei den römischen Feldherren galt die Devise: »Die besten Chirurgen den besten Legionen«. Eine achtbändige Enzyklopädie »De medicina«, die von dem römischen Arzt Cornelius Aulus Celsus (um 25 bis 50 v.Chr.) verfasst wurde, lässt einen hohen Wissensstand der Chirurgen erkennen.

Einen Einblick in die Instrumentengeschichte geben uns Ausgrabungen aus Pompeji. Die Stadt wurde bei einem Ausbruch des Vesuvs am 24. August des Jahres 79 v.Chr. unter einer sechs Meter hohen Schicht aus Asche, Lava und Geröll begraben. Im Jahr 1771 fand man dort bei Ausgrabungen in einem Haus ein großes Paket mit chirurgischem Instrumentarium. Hier wurde schon mit Instrumenten aus Metall gearbeitet, die den heute gebräuchlichen nicht unähnlich sind. Aus römischer Zeit stammen auch die ersten doppelendigen Instrumente.

Doch nicht nur im Westen entwickelte sich die Medizin – auch im Orient forschten und heilten Ärzte, wurden Kriege geführt. Aus frühen arabischen Schriften wissen wir, dass kurze Zeit nach Einführung des Islam das medizinische Wissen bereits auf einem hohen Stand war – es gab Hospitäler, Ärzte und Pflegekräfte, die eine Ausbildung nachweisen mussten und gewissen Standards zu folgen hatten. In Kairo wurden z. B. im Qalawun-Hospital, einem Krankenhaus für fast 8.000 Patienten, im frühen Mittelalter Kataraktoperationen mit angeschliffenen Metallröhrchen durchgeführt.

Während des Mittelalters beinhaltete die Medizin in Europa die Erfahrungen der alten Naturmediziner und das medizinische Wissen des klassischen Altertums (um 200 n.Chr. trug **Galen** zu einer Renaissance der Lehren des Hippokrates entscheidend bei). Vor allem war es jedoch der unbedingte Glauben an Heilige, der Krankheiten heilen sollte.

Mit den Kreuzrittern gelangte medizinisches Wissen nach Europa, seine Weitergabe wurde jedoch durch kirchliche Dogmen und Erlasse erschwert. Die kirchliche Lehre widersprach in den Augen ihrer Vertreter dem Forschen und Experimentieren an Menschen. So war auch das Sezieren von Leichen zum Schutz der menschlichen Seele verboten und gezieltes Lernen um die Zusammenhänge im menschlichen Körper wurde dadurch erschwert. Es entstand die scholastische Medizin (theoretische Schulbuchmedizin) mit ihren theoretisch hoch gebildeten, jedoch praktisch nur bedingt einsatzfähigen und erfolgreichen Ärzten, die aber gesellschaftlich hohes Ansehen genossen.

Weit unter ihnen in der gesellschaftlichen Hierarchie standen Wundärzte und Bader, die sich praktisches Wissen während der häufigen Kriege aneigneten, sowie Barbiere und Schmiede, die das einfache Volk mit chirurgischen Eingriffen wie Zahnextraktionen und Abszessspaltungen versorgten. Am wenigsten angesehen waren die Henker, die jedoch aufgrund ihrer Tätigkeit häufig ausgezeichnete anatomische Kenntnisse hatten.

Im Laufe der Zeit lockerte sich jedoch der Widerstand der Kirche, es wurde geforscht und entdeckt – Beweise dafür sind unter vielen anderen die anatomischen Zeichnungen **Leonardo da Vincis** (1452–1519) und zahlreiche chirurgische Lehrbücher, die im 16. und 17. Jahrhundert geschrieben wurden.

Instrumente für die Anwendung durch Ärzte wurden von Waffen- und Messerschmieden hergestellt. Während in der Frühgeschichte der Chirurgie natürliche Materialien wie Knochen und Steine benutzt wurden, kam später Bronze in Form von Guss- und Schmiedebronze hinzu. Je weiter sich die Metallveredelung entwickelte, umso mehr änderte sich die Zusammensetzung der Instrumente. Auf Instrumente aus Messing und Kupfer folgten geschmiedete aus Eisenwerkstoffen, die durch metallurgische Verarbeitung vor Korrosion geschützt wurden – eine wichtige Anforderung bei der Einführung der Asepsis. Durch eine weitere Anforderung, nämlich Instrumente herzustellen, die leicht zu reinigen waren, musste von aufwändigen Verzierungen aus Elfenbein, Edelsteinen und Edelmetallen, wie sie vorher üblich waren, Abstand genommen werden.

Im 19. Jahrhundert entdeckte **Ignaz Philipp Semmelweis** (1818–1865) als erster die Ursache für das Kindbettfieber und führte für die Ärzte und Studenten gründliches Händewaschen und das Desinfizieren der Hände mit Chlor ein. **Joseph Lister** (1827–1912) stellte fest, dass in der Luft enthaltene Keime Wundeiterungen verursachten, und führte die Desinfektion des gesamten Operationsgebiets, der Instrumente sowie der Verbände mit Karbol ein, um das Keimwachstum zu vermindern. Er gilt als Begründer der Antiseptik.

Nach diesen bahnbrechenden Entdeckungen auf dem Gebiet der Hygiene und nachdem mit Äther, Chloroform und Lachgas (1842–1844) Schmerzen während der Operationen erfolgreich bekämpft wer-

1

den konnten, setzte eine rasante Entwicklung auf dem Gebiet der operativen Techniken und gleichzeitig der Instrumentenherstellung ein.

> **Die medizinische Entwicklung im 19. Jahrhundert wurde von vielen Ärzten geprägt**
> - Theodor Billroth (1829–1894)
> - Robert Koch (1843–1910)
> - Bernhard R. K. v. Langenbeck (1810–1887)
> - Robert Liston (1794–1847)
> - Cesar Roux (1857–1918)
> - Curt Schimmelbusch (1860–1895)
> - Ignaz Philipp Semmelweis (1818–1865)
> - Joseph Lister (1827–1912)
> - Rudolf Virchow (1821–1902)

Sie haben wichtige Instrumente wie Haken (Langenbeck, Roux), Klemmen (Billroth) und Scheren (Liston) entwickelt, mitgestaltet und ihnen ihre Namen gegeben. Noch heute gehören diese Instrumente zum Grundinstrumentarium.

Im 20. Jahrhundert hat sich durch die Weiterentwicklung der Technik auch die Chirurgie verändert. Viele technisch anspruchsvolle Geräte erleichterten und präzisierten Tätigkeiten, die Entwicklung von Robotern, die vom Chirurgen bedient werden, veränderten die Operationen und die Aufgaben des OP-Teams. Trotzdem werden immer Operationen »von Hand« durchgeführt – Roboter müssen gesteuert werden, Darmanastomosen von Hand genäht oder mittels eines Klammernahtgerätes maschinell durchgeführt werden. Ohne vorbereitende Handgriffe des Chirurgen ist dies jedoch nicht möglich. In der Unfallchirurgie werden nach wie vor Sägen, Hämmer und Meißel eingesetzt, die den antiken Vorbildern durchaus ähnlich sehen.

Chirurgie und Handwerk, Handwerkszeug und Instrumentarium werden in ihrer Entwicklung immer miteinander in Verbindung gebracht und können nur gemeinsam betrachtet werden. Wie jeder gute Handwerker braucht ein Chirurg handwerkliche Geschicklichkeit, technisches Verständnis und Kreativität.

Jeder Handwerker hat, um in seinem Beruf erfolgreich arbeiten zu können, individuelles Werkzeug, in das er viel Geld investiert und das er pfleglich behandelt. Dies gilt in besonderem Maße im medizinischen Bereich. Dort gehören die Auswahl, der Gebrauch, die Pflege und genaue Kenntnisse des Instrumentariums zum Alltag aller Ärzte und Pflegekräfte im Funktionsbereich der Kliniken und Arztpraxen.

Mit der industriellen Instrumentenherstellung erschienen neue Berufsbilder – aus den Berufen Messerschmied und Feinmechaniker entstand 1939 das des Chirurgiemechanikers. Er stellt medizinisch-chirurgische und kosmetische Instrumente, Implantate und medizinische Geräte her und wartet sie. Chirurgiemechaniker arbeiten in Handwerksbetrieben der Medizintechnik, aber auch in Industriebetrieben, in denen medizinische Instrumente hergestellt werden (■ Abb. 1.1).

Der direkte Kontakt zwischen Operateur und Instrumentenhersteller ist immer noch wichtig, denn die Anforderungen an chirurgisches Instrumentarium werden auch heute weitgehend von den Anwendern definiert. So entstehen Ideen aus der Praxis für die Praxis.

Heute ermöglichen immer bessere Instrumente und Geräte immer größere und komplexere Operationen.

> **Wegbereiter für moderne chirurgische Instrumente sind u.a.**
> - Erich Lexer (1867–1937)
> - Harvey Cushing (1869–1934)
> - Ferdinand Sauerbruch (1875–1951)
> - Michael deBakey (1908–2008)
> - Denton A. Cooley (1920–)

■ **Der Wundverschluss**

Historisch gesehen ist das Nähen einer Wunde eine sehr alte Behandlungsmethode und war immer ein Anliegen der Ärzte. Schon 500 v. Chr. wurden mit Pflanzenfasern, Leinenfäden oder Tiersehnen Wunden verschlossen. Im Altertum und im Mittelalter verwendeten die Menschen Darmsaiten für Musikinstrumente und als Bogensehnen aber auch zum Verschluss offener Wunden. Im 16. Jahrhundert wird Katgut, ein Faden aus Därmen von Schafen, verwendet. Wichtige Fortschritte werden bei der Weiterentwicklung der Fäden und der Nadeln gemacht.1908 werden die ersten industriellen Nahtmaterialfertigungen in der Firma B. Braun durchgeführt. Aber erst in den 1970er Jahren entsteht das erste geflochtene (mehrere Filamente), vollresorbierbare, synthetische Nahtmaterial, und in den Jahren 1981 bis 1984 wird auch ein monofiles (Einfilament) synthetisches resorbierbares Nahtmaterial entwickelt. Heute werden fast ausschließlich moderne Kunststoffe eingesetzt.

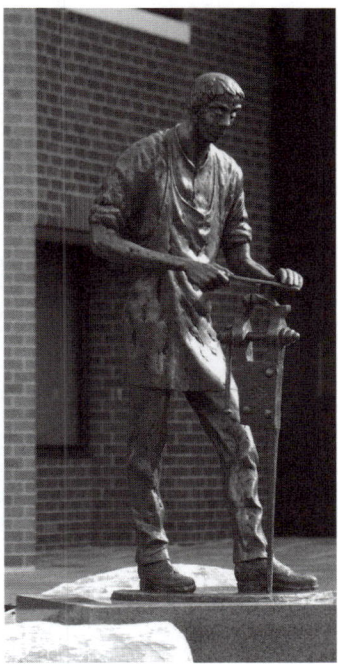

■ **Abb. 1.1 Statue Chirurgiemechaniker.** (Fa. Aesculap AG, Künstler: Roland Martin, mit freundl. Genehmigung)

1.2   Werkstoffe chirurgischer Instrumente

Hannelore Schlautmann

Auf dem Weltmarkt besteht ein sehr großes Angebot an nichtrostenden Stahlsorten aus den unterschiedlichsten Legierungen. Allerdings entsprechen nur die wenigsten den hohen Ansprüchen zur Herstellung medizinischer und im Speziellen zur Herstellung chirurgischer Instrumente. Denn diese unterliegen im Einsatz höchsten Belastungen und müssen ihre Aufgabe fehlerfrei erfüllen. Um das zu gewährleisten, gelten bei der Produktion der chirurgischen Instrumente hohe Qualitätsmaßstäbe.

So wird z. B. erwartet, dass bei Pinzetten und Klemmen die Elastizität lange erhalten bleibt, Meißel und Skalpelle sollten langfristig schnittfähig sein und nicht brechen. Während des Einsatzes sind die Instrumente den unterschiedlichsten chemischen (Körperflüssigkeiten, Reinigungs- und Desinfektionsmittel), physikalischen (Druck, Hebelkräfte) und thermischen (Desinfektion, Dampfsterilisation 134°C, Hochfrequenzchirurgie ca. 1000°C) Einflüssen ausgesetzt. Die Herausforderungen, die sich dadurch für die Hersteller bei der Suche und Entwicklung nach entsprechenden Werkstoffen und Herstellungsverfahren ergeben, sind enorm.

Chirurgische Instrumente werden aus einer Vielzahl von Metallen, Metalllegierungen, Kunststoffen und keramischen Materialien hergestellt. All diese Werkstoffe sind nach dem neuesten Stand der Technik und Forschung auf ihren jeweiligen Verwendungszweck abgestimmt, sind nach DIN, ISO und EN zertifiziert (▶ Abschn. 1.3). Kunststoffe und Hartgewebe finden z. B. als Hammergriffe, an Ohrtrichtern, Endoskopen, als Isolierung an Instrumenten, als Kleber und Dichtungsmaterial Verwendung. Keramische Materialien finden wir unter anderem in Implantaten der Unfallchirurgie und Orthopädie, Glas in Optiken. Den Hauptanteil an Werkstoffen nehmen jedoch die verschiedenen Metalle ein.

Alle unterliegen internationalen Normen und sind entsprechend ihrer Verwendung speziell verarbeitet und legiert, d. h., sie enthalten Metalle, Kohlenstoff oder andere chemische Stoffe in unterschiedlichen Anteilen. Diese Zusätze beeinflussen u. a. ihre Festigkeit, Elastizität, Rostbeständigkeit, elektrische Leitfähigkeit und natürlich – ihren Preis.

Die am häufigsten verwendeten Stähle für Instrumente und Implantate sind Chrom, Nickel und Molybdän, die für die Rost- und Korrosionsbeständigkeit zuständig sind, Titan aber auch Kupfer wird verarbeitet. Kupfer wird in Maulteilen mancher Nadelhalter, aber auch als Zusatz in Stahlverbindungen benutzt. Titan wird wegen seiner besonderen Härte, aber auch, weil es keine Allergien hervorruft, zunehmend in unterschiedlichen Legierungen eingesetzt. Verarbeitet sieht Titan matt hell-metallisch glänzend aus. Instrumentarium und Implantate aus Titan sind leicht aber trotzdem fest, korrosionsbeständig, dehnbar und gering magnetisch. Aufgrund der komplizierten Herstellung sind Titanteile jedoch etwa 10-mal teurer als vergleichbare Stahlteile.

Titan wurde 1791 entdeckt, seine industrielle Herstellung ist jedoch erst seit 1940 in großem Umfang möglich. Titanlegierungen werden häufig nach dem US-Standard ASTM (American Society For Testing and Materials) vergleichbar der deutschen DIN-Norm charakterisiert.

> **Reines Titan hat die Werkstoffnummer 3.7034.**
> **Die häufigste Titanlegierung am Markt ist Ti6Al4V.**

Titan begegnet uns als Implantat u. a. in der Zahnmedizin (preiswerter als Gold, leichter als Stahl), der Orthopädie (als Gelenkersatz und Osteosynthesematerial), der Neurochirurgie (günstigere magnetische Eigenschaften als Stahl) und als mikrochirurgisches Instrumentarium (verliert auch im Autoklaven nicht seine zarten Spitzen). Eine Titanbeschichtung wird ebenfalls bei Instrumenten in der plastischen Chirurgie und in der Herzchirurgie angewendet. Die Instrumente werden nach dem Schleifen mit Titan beschichtet, um die besondere Schärfe länger zu erhalten.

Neben der Klassifizierung nach Werkstoffnummern erhält jeder Stahl noch einen Kurznamen, der sich daran orientiert, wofür der Stahl benutzt werden soll. Außerdem ist es üblich, Stähle nach ihren chemischen Zusammensetzungen zu klassifizieren.

Chemische Kurzzeichen für Werkstoffkurznamen

- Cr – Chrom
- Mn – Mangan
- Mo – Molybdän
- Ni – Nickel
- N – Stickstoff
- S – Schwefel
- V – Vanadin
- Ti – Titan

Ein Beispiel zum Verständnis:
- Der Stahl mit der Werkstoffnummer 1.4301 und dem Kurznamen X5CrNi1810 ist der bekannte V2A Stahl:
- Das X steht für einen hochlegierten Stahl (Edelstahl),
- die Zahl 5 für den Kohlenstoffanteil, hier 5%,
- die Buchstaben Cr und Ni für die chemischen Elemente Chrom und Nickel,
- die Zahlenkombination 1810 für die dem Roheisen zugefügte Menge von 18% Chrom und 10% Nickel.

Die Begriffe **austenitischer**, **ferritischer** und **martensitischer** Stahl geben Hinweise auf die Spannung und Dehnung der entsprechenden Stahlarten – so werden martensitische Stähle z. B. wegen ihres festharten Charakters beim Herstellen u. a. von Scheren, Messern und Schneidezangen verwendet, austenitische Stähle hingegen werden speziell wärmebehandelt, was ihnen z. B. Widerstandsfähigkeit gegen Laugen und Säuren verleiht. Austenitischer Stahl wird zur Herstellung von Behältern, Schalen, Wundhaken und Ähnlichem verwendet.

Manche Instrumente haben eine besondere Hartmetalleinlage aus einer Chrom-Wolfram-Legierung, die durch ihre Härte die Lebensdauer und Funktionsfähigkeit erhöht. Diese Instrumente sind durch einen goldenen Griff gekennzeichnet (▶ Abschn. 1.4).

Implantatstähle werden für stählerne Implantate (z. B. Endoprothesen, Platten, Schrauben), aber auch für die Instrumente genutzt, mit denen die Implantation vorbereitet wird, wie etwa Bohrer oder Fräsen. Auch hier kommen besonders reine austenitische Stähle zur

1

Anwendung, da Implantate besondere Anforderungen erfüllen müssen. Sie müssen dynamisch hohen Belastungen standhalten, dürfen nicht magnetisierbar sein und allen Gewebeflüssigkeiten keine Angriffsfläche bieten.

1.3   Normung

Hannelore Schlautmann

Die Normung ist die Grundlage für eine Standardisierung und Qualitätssicherung. Sie ist keine Erfindung der Neuzeit – bereits im alten Ägypten waren die Ziegelsteine genormt, die Römer hatten Standardmaße für ihre Wasserrohre und im 15. Jahrhundert wurden in der Republik Venedig genormte Einzelteile im Schiffbau verwendet.

Um zu gewährleisten, dass die verschiedenen hochwertigen Stahlsorten, die in der Industrie benutzt werden, vergleichbare Qualitäten aufweisen, unterliegen sie einer Grundnorm, der DIN 17442. Chirurgische Instrumente werden in einem Normenausschuss »Feinmechanik und Optik« (NAFuO) NA 027 bearbeitet.

Das Deutsche Institut für Normung e. V. gewährleistet mit seinen Prüfverfahren die Vergleichbarkeit der unterschiedlichen weltweiten Standards, d. h., die DIN-Norm 17442 für Instrumentenstahl in der Bundesrepublik Deutschland ist die gleiche Norm wie in Singapur, vorausgesetzt ein Hersteller hat sich dem deutschen Normungsverfahren unterzogen. Die DIN-Norm 17443 gilt für nichtrostenden Stahl für chirurgische Implantate, der anderen Prüfungen unterzogen wird, als der für allgemeine Instrumente.

Auf europäischer und internationaler Ebene gibt es weitere Organisationen, die sich die Standardisierung und somit die Vergleichbarkeit von Rohstoffen, Herstellungsverfahren, Fertigprodukten und Anwendungen zur Aufgabe gemacht haben – auf europäischer Ebene ist dies die EN (europäische Norm) und auf internationaler Ebene sprechen wir von ISO (International Standards Organisation).

Bei der Anschaffung neuer Güter geben die DIN- oder ISO-Nummern klare Hinweise u. a. auf Werkstoffe, Ausführung und Prüfanforderungen. Sie erleichtern so z. B. den technischen Vergleich auf internationalem Niveau. Jede Norm muss alle 5 Jahre überprüft werden. Je nach Ergebnis wird die Norm bestätigt, überarbeitet oder zurückgezogen.

1.4   Oberflächenbeschaffenheit

Hannelore Schlautmann

Damit die Instrumente den Operateur während der Operation durch das helle OP-Licht nicht blenden, sind die Oberflächen der Instrumente mattiert. Nach der Herstellung eines Instruments erhalten diese entweder durch Sandstrahlung oder Mattbürstung diese Mattierung. Die polierte Oberfläche des Instruments wird beim Sandstrahlen durch den Beschuss mit winzig kleinen Glasperlen eingedellt und dadurch matt.

An vergoldeten Ringen am Arbeitsende eines Instruments ist erkennbar, dass dieses Instrument über eine Hartmetalleinlage (▶ Abschn. 1.2) im Instrumentenmaul verfügt. Diese Auflage besteht aus reinem Gold. Dadurch wird verhindert, dass es z. B. durch chemische Reaktionen während der Aufbereitung zu Korrosionen kommen kann.

1.5   Instrumentation

Margret Liehn

Die Instrumentation eines operativen Eingriffs setzt vieles an Kenntnissen voraus. Dem Instrumentanten ist die Anatomie geläufig, wie auch der geplante Ablauf der Operation. Aus der anatomischen Lage, dem Organaufbau wie der geplanten Operation ist vielfach zu erschließen, welche Instrumente im Besonderen benötigt werden, wie diese geformt sein sollten und welche spezielle Riefelung erforderlich ist.

Um Instrumente schnell, zielgerichtet und vorausschauend anreichen zu können, muss der Situs einsehbar und das Instrumentarium übersichtlich aufgebaut und erreichbar sein. Jedoch muss im Vorfeld geübt werden, mit beiden Händen gleichberechtigt zu arbeiten, denn mit der einen Hand wird ein Instrument angereicht, mit der anderen Hand das vorher verwendete abgenommen.

Die meisten Menschen haben eine bevorzugte Hand und die andere, zumeist die linke, muss viele Dinge erst lernen. Folgende Übungen können helfen, die zweite Hand zu trainieren (die Angaben gelten für Rechtshänder):
- Zähneputzen mit der linken Hand,
- Führen des Messers beim Essen mit der linken Hand,
- die Suppe ebenfalls mit dem Löffel in der linken Hand essen,
- Benutzung einer Schere mit der linken Hand, auch Rechtshänderscheren können mit links benutzt werden(!),
- das Haar mit der linken Hand bürsten.

Hier gäbe es noch viele Beispiele, die helfen könnten, die zweite Hand so zu trainieren, um während der Instrumentanz Handreichungen mit der linken Hand zu erleichtern.

1.6   Grundregeln

Margret Liehn

Jeder Mitarbeiter muss Kenntnisse der Inhalte der Instrumentencontainer haben, ggfs. hilft eine Hospitation in der ZSVA in der Einarbeitungszeit. Instrumente sind für die geplante Operation standardisiert vorzubereiten (▶ Kap. 7). Der Aufbau des Instrumententischs wie auch der Beistelltische ist für jeden Mitarbeiter verbindlich über Standards geregelt, das erleichtert eine Ablösung intraoperativ, die jederzeit möglich sein kann.

Grundsiebe enthalten das immer benötigte Instrumentarium, deshalb variiert der Inhalt in den spezifischen chirurgischen Disziplinen. Hinzu kommen Spezialsiebe, ggfs. einzeln verpackte Zusatzinstrumente und Einwegmaterialien.

Alle Instrumente, die standardisiert für die geplante Operation benötigt werden, liegen auf dem Instrumentiertisch bereit, alles was evtl. benötigt wird, liegt auf dem Zusatztisch. Dabei werden die Siebe auf einem oder mehreren Zusatztischen bereitgelegt und nur das entnommen, was benötigt wird. Ändert sich die Planung intraoperativ, muss der Instrumentant während des laufenden Eingriffs Instrumente bereitlegen und ggfs. neue Instrumentencontainer anfordern.

In den OP-Abteilungen wird es unterschiedlich gehandhabt, ob der Instrumentant mit seinen benutzten Handschuhen während des Eingriffs in das saubere Sieb greifen darf, um zusätzlich benötigte Instrumente bereitzulegen, oder ob dafür eine Kornzange bereitgelegt werden muss. Da alle für die Operation bereitgelegten Instrumente in der ZSVA gleich aufbereitet werden müssen (▶ Kap. 7), ist beides möglich.

Die Funktionen wie auch die Bezeichnungen der Instrumente sind bekannt, denn jeder des Operationsteams muss die gleiche Sprache sprechen, damit es nicht zu vermeidbaren Verzögerungen oder gar Fehlern kommt. Viele Instrumente sehen sich täuschend ähnlich und haben doch unterschiedliche Namen und Aufgaben. Durch die Kenntnisse der Form und der Profile erschließt sich vielfach die Aufgabe, trotzdem kann es geschehen, dass ein Operateur das gleiche Instrument anders verwendet als ein anderer Chirurg. Sofern das mit dem Verwendungszweck des Instruments einhergeht, ist das kein Problem. Hinzu kommen die Vorlieben der einzelnen Operateure für bestimmtes, bekanntes Werkzeug, dem Rechnung getragen werden sollte.

Das Anreichen des benötigten Instruments erfolgt im besten Fall ohne Aufforderung durch den Operateur, aber immer zeitnah und so, dass der Chirurg sofort in die Ringe oder an die Griffe des Instruments fassen kann, ohne umgreifen zu müssen. Dazu muss das Instrument beobachtet werden, bis es in der Hand des Operateurs angekommen ist. Wenn dieser sofort arbeiten kann, ohne das Instrument zu drehen, war die Instrumentanz korrekt.

Das erfordert einige Übung, denn zumeist steht der Operateur dem Instrumentanten gegenüber und sich klar zu machen, wie das Instrument dann angereicht werden muss, um sofort einsetzbar zu sein, ist anfangs schwierig.

Chirurgische Instrumente

Margret Liehn

M. Liehn, H. Schlautmann (Hrsg), *1×1 der chirurgischen Instrumente*,
DOI 10.1007/978-3-642-34306-3_2, © Springer-Verlag Berlin Heidelberg 2013

Chirurgische Instrumente werden zu einem bestimmten Zweck hergestellt, dieser wird aus der Bauweise und dem Schliff des Instruments ersichtlich. Instrumente sind mattiert metallisch, schwarz oder sie haben einen goldenen Griff, der darauf hinweist, dass vorn im Arbeitsteil eine Hartmetalleinlage eingefügt wurde (▶ Kap. 1). Diese Instrumente brauchen nicht nachgeschliffen zu werden und die Hersteller geben eine längere Garantie auf solche Instrumente.

Wir unterscheiden schneidende, greifende, klemmende und retrahierende (weghaltende) Instrumente. Manche ähneln sich äußerlich sehr, aber durch die differierende Riefelung vorn im Arbeitsteil wird die Funktion deutlich.

Die Benennung der Instrumente hat unterschiedliche Ursachen. Manchmal richtet sie sich nach dem Erfinder, z. B. **Kocher-Klemme**, oder nach ihrem Verwendungszweck wie **Präparierschere**. Gilt der Hersteller als Namensgeber kommt evtl. noch ein Name des Chirurgen hinzu, der das Instrument nach seinen Vorstellungen modifizierte, z. B. **Bauchdeckenhaken nach Fritsch**.

Um im Folgenden eine einheitliche Terminologie zu erhalten, müssen die einzelnen Anteile des Instruments korrekt benannt werden können. Das erleichtert auch die Beschreibung eines Fehlers zur Reparaturanforderung oder Erklärungen zum Anreichen beim Anlernen neuer Mitarbeiter.

Dem Instrumentierenden obliegt neben der Instrumentanz ebenfalls, dafür zu sorgen, dass der Verwendungszweck des Instruments eingehalten wird, um der Werterhaltung zu genügen.

■ Konstruktion und Verwendungszweck

Ein Instrument wird so konstruiert, dass es für den Anwender wie auch für die Anwendung optimal gestaltet ist. Gleichgültig, wie groß die Hand ist, die das Instrument führt, es muss gut in der Hand liegen, ein optimales Gewicht haben und sich leicht führen lassen. Dem Zweck entsprechend kann es schneiden, halten, arretiert werden oder klemmen.

Neben der Aufgabe des Instruments muss eine problemlose Aufbereitung möglich sein (▶ Kap. 7). Je nach Verwendungszweck müssen Instrumente geschlossen werden können und bei Bedarf in der geschlossenen Stellung fixiert werden können (Arretierung). Entweder wird der Verschluss durch den Operateur nur mittels der Hand vorgenommen, z. B. bei Mikroinstrumenten und bei manchen Nadelhaltern, oder es gibt eine Rastermöglichkeit, mit der die Arbeitsteile ohne Anstrengung geschlossen gehalten werden.

Ein Instrument besteht aus einem, zwei oder mehreren Teilen. Zweiteilige Instrumente sind im sog. **Schlussteil** miteinander verbunden, entweder durch Federn oder durch Schrauben.

Wir unterscheiden folgende Anteile eines Instruments:
- Die **Ringe**, die die Finger des Chirurgen aufnehmen. Sie können gleich groß oder unterschiedlich groß sein, um einen oder mehrere Finger aufnehmen zu können.

- Die **Branchen**, der Teil des Instruments zwischen Ring und Schlussteil.
- Die **Griffflächen**, an denen ein Instrument gegriffen wird. Dieser Teil des Instruments wird angeraut oder geriefelt, um den Fingern des Operateurs einen guten Halt zu bieten.
- Die **Sperre** oder **Arretierung** ist die Vorrichtung, die es ermöglicht, ein Instrument zu schließen und den Schluss zu belassen. Diese Sperre hat unterschiedliche Raster, deren Schluss entsprechend bei den Instrumenten besprochen wird.
- Das **Arbeitsteil** oder auch **Maul** genannt, das das entsprechende Gewebe oder Material fasst und hält.

Manche Instrumente werden mit federnden Arbeitsteilen versehen, die ein selbsttätiges Wiederöffnen ermöglichen.

Grundinstrumente

Margret Liehn

3.1 **Allgemeines Instrumentarium** – 18

3.1.1 Skalpelle – 18

3.1.2 Pinzetten – 22

3.1.3 Scheren – 28

3.1.4 Klemmen – 33

3.1.5 Organfasszangen – 41

3.1.6 Haken – 44

3.1.7 Sperrer/Spreizer/Haltesysteme – 47

3.1.8 Nadelhalter – 51

3.1.9 Unterbindungsnadel – 55

M. Liehn, H. Schlautmann (Hrsg), *1×1 der chirurgischen Instrumente*,
DOI 10.1007/978-3-642-34306-3_3, © Springer-Verlag Berlin Heidelberg 2013

3

Zum Grundinstrumentarium werden die Instrumente gezählt, die für jede Operation benötigt werden. Dazu gehören immer Skalpell, Schere und Pinzetten – anatomisch wie chirurgisch –, kurze Haken – stumpf und scharf – sowie Klemmen und Nadelhalter. Im Folgenden werden Aufbau, Aufgabe und Instrumentation der Grundinstrumente besprochen.

3.1   Allgemeines Instrumentarium

In jeder chirurgischen Disziplin variieren die Grundinstrumente in Größe und Anzahl. Grundinstrumente werden immer vorbereitet und je nach geplanter Operation kommen die Spezialinstrumente hinzu. Hier gilt grundsätzlich der Abteilungsstandard, deshalb kann im Folgenden kein Anspruch auf Vollständigkeit erhoben werden.

3.1.1 Skalpelle

Um die Haut zu eröffnen, wird ein Skalpell benötigt. Es besteht aus einem Griff und einer Klinge. Dabei ist es unwichtig, ob das Skalpell ein Einweginstrument ist mit einem Griff aus Kunststoff oder ein Mehrweggriff, in den die Klinge eingespannt wird. Die Benennung richtet sich nach der Schicht, die durchtrennt werden soll, z. B. Hautmesser (◘ Abb. 3.1), oder nach der Form der Klinge, z. B. Stichskalpell. Die unterschiedlichen Größen sind mit Nummern kodiert.

Das Wichtigste an einem Skalpell ist die Schärfe der Klinge. Die Durchtrennung der Cutis nutzt eine scharf geschliffene Klinge soweit ab, dass andere Gewebeschichten mit dieser Klinge nicht mehr scharf durchtrennt werden können. Durch die große, bauchige Form des Hautmessers lässt das Skalpell sich gut führen und durchtrennt schnell und gleichmäßig. Um tiefer liegende Gewebeschichten zu durchtrennen, muss die Klinge kleiner sein, um das Areal, das durchtrennt werden soll, überblicken zu können (◘ Abb. 3.2).

Eine weitere Möglichkeit bietet das Stichskalpell, das dreieckig spitz zuläuft. Damit können Inzisionen gesetzt werden für Drainagen oder als Zugang für eine Schere, für Kanülen, Trokare oder Ähnliches (◘ Abb. 3.3).

In diesem Zusammenhang ist noch das Amputationsmesser zu nennen, das ein Mehrweginstrument ist und zur Durchtrennung der Weichteile bei einer Amputation genutzt wird. Dieses Messer (benannt nach **Virchow**, **Langenbeck** oder **Liston**) muss immer scharf geschliffen sein und wird genau so angereicht wie ein Skalpell, wobei die Größe des Instruments das Abnehmen nach der Benutzung manchmal erschwert (◘ Abb. 3.4).

In der HNO- oder Mund-Kiefer-Gesichtschirurgie (MKG) wie auch in der Mikrochirurgie können die Griffe für die Skalpellklinge bajonettförmig oder kniegebogen sein, um einen Schnitt auf engstem

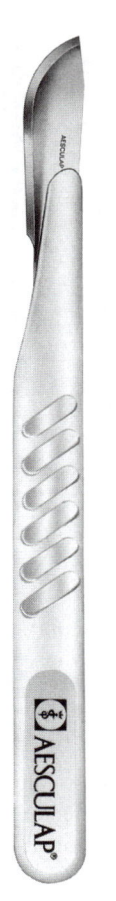

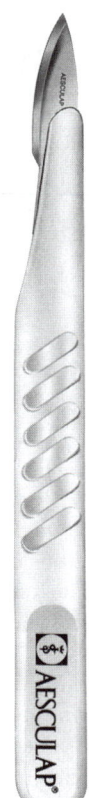

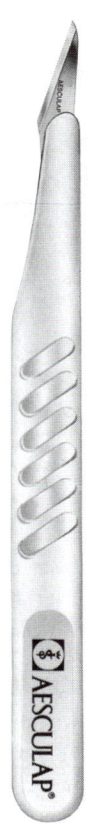

Abb. 3.1 Skalpell Haut. (Fa. Aesculap AG, mit freundl. Genehmigung)

Abb. 3.2 Skalpell für tiefere Gewebeschichten. (Fa. Aesculap AG, mit freundl. Genehmigung)

Abb. 3.3 Stichskalpell. (Fa. Aesculap AG, mit freundl. Genehmigung)

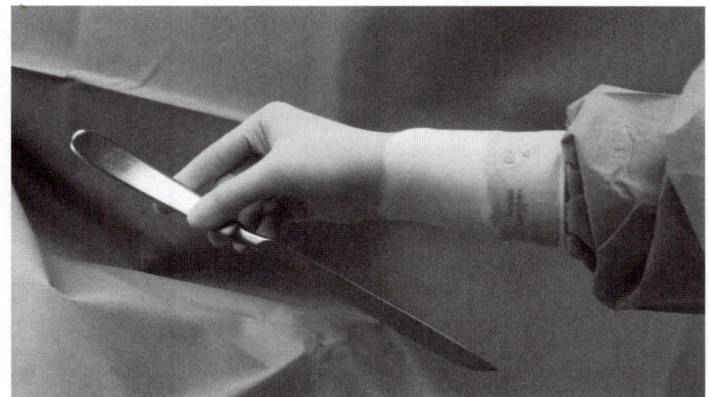

Abb. 3.4 Instrumentation eines Amputationsmessers

3

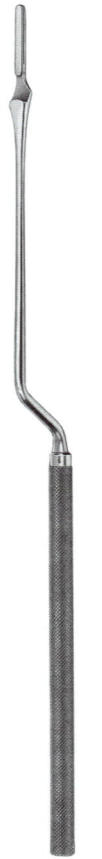

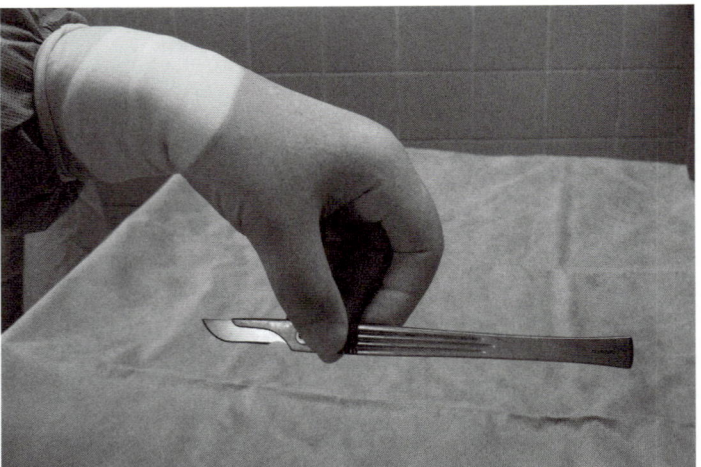

◘ Abb. 3.6 Anreichen eines Skalpells.

◘ **Abb. 3.5 Bajonettskalpellgriff für eine Einmalklinge.** (Fa. Aesculap AG, mit freundl. Genehmigung)

Raum zu setzen und die Sicht nicht durch die Hand des Operateurs zu behindern (◘ Abb. 3.5). Hier gibt es auch wiederverwendbare Messer, z. B. für die Parazentese, für die Tonsillen oder das Septum.

■ **Instrumentation**

Die Einwegklingen sind in der Regel in einer einzigen Aluminiumfolie verpackt. Um die Sterilität zu gewährleisten, muss der Instrumentant die Klinge mit einer anatomischen Klemme annehmen und dann abwarten, bis der »Springer« im Gegenlicht geprüft hat, ob die Verpackung ohne Beschädigungen war, erst nach dem »OK« des Springers wird die Klinge eingespannt.

Das Anreichen eines Skalpells (◘ Abb. 3.6) an den Operateur ist unter zwei Aspekten zu sehen. Einmal soll der Operateur das Instrument gereicht bekommen und sofort arbeiten können. Zum anderen ist es hier sehr wichtig, das Instrument so anzureichen, dass keine Verletzungsgefahr für den Instrumentanten besteht. Dazu wird das Skalpell von oben gegriffen, sodass die Klinge nach unten zum Patienten zeigt. Der Operateur hat zwei Möglichkeiten, das Instrument zu führen, entweder er fasst das Messer von oben und schneidet dann, oder er greift das Skalpell wie einen Stift und schneidet so als wolle er schreiben (◘ Abb. 3.7, ◘ Abb. 3.8).

Zu beachten ist dabei, dass die Klinge niemals Kontakt mit der Hand des Instrumentanten hat, egal ob das Messer angereicht oder nach Gebrauch abgenommen wird.

Der Operateur gibt nach Gebrauch das Messer zurück und der Instrumentierende greift wieder von oben zu, ohne mit der scharfen Seite der Klinge in Kontakt zu kommen. Zu beachten ist hier, ob der Operateur das Skalpell zum Schutz des Instrumentanten umdreht und es mit dem Griff zuerst abgibt. Dann muss ebenfalls sorgsam

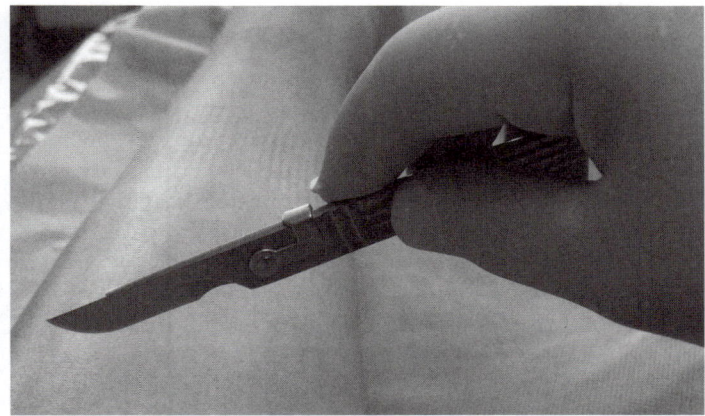

○ **Abb. 3.7 Führen eines Skalpells 1.**

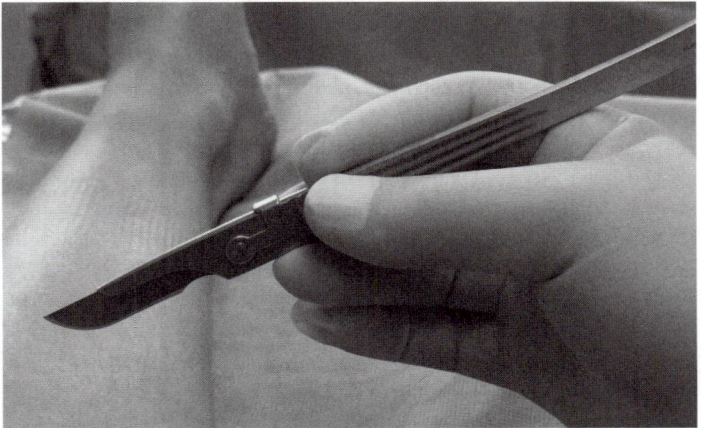

○ **Abb. 3.8 Führen eines Skalpells 2.**

darauf geachtet werden, niemanden beim Abnehmen mit der Klinge zu streifen.

Ein weiteres Problem bildet die Entfernung der Einwegklingen aus dem Messergriff, was eine erhöhte Verletzungsgefahr in sich birgt. Die Klingen dürfen nur mit einer groben anatomischen Klemme gefasst werden, um aus dem Griff entfernt zu werden, denn durch Blut und Sekret klebt die Klinge in der Verankerung und ist nur durch Aufwendung von Geschick und Kraft zu entfernen. Nur mit den Fingern ist die Verletzungsgefahr zu groß und damit ist die Durchführung ohne Klemme obsolet.

3

3.1.2 Pinzetten

Pinzetten gehören ebenso zum Grundinstrumentarium, wie auch zum Spezialinstrumentarium. Sie fassen das Gewebe, das geschnitten, präpariert oder genäht werden soll, dementsprechend sind sie in der Maulinnenfläche profiliert. Zum Halten des Gewebes müssen sie greifen, zur Blutstillung mittels hochfrequentem Strom das Gefäß hinhalten können. Der Chirurg benötigt sie zum Nadelhalter oder zur Schere in seiner anderen Hand, um Gewebe zu greifen oder die Nadel zu fassen, die Pinzette ist die Verlängerung seiner Finger.

Pinzetten bestehen aus zwei Hälften, die zusammengedrückt werden, wenn sie das Gewebe halten und sie gehen federnd sofort wieder in ihre Ausgangsposition zurück, wenn der Druck der Finger nachlässt. Damit sie gut in der Hand liegen und auch bei feuchten Handschuhen nicht weggleiten, haben sie an ihren Schenkeln außen eine angeraute oder geriefelte Grifffläche.

Einige Modelle haben an einem Schenkel einen Stift, der in eine Vertiefung des anderen Schenkels hinein passt. So wird vermieden, dass bei zu viel Druck die Maulflächen sich gegeneinander verschieben und ein passgenaues Greifen nicht mehr möglich macht (im OP-Jargon wird dann vom »Schielen« einer Pinzette gesprochen). Auch bei Pinzetten wird mit Hartmetalleinlagen gearbeitet, dann ist die Kennzeichnung wieder ein goldener Griff. In der Regel sind die Maulprofile kreuzgeriefelt, das ermöglicht festen Halt bei relativ geringem Druck.

Je nachdem, welches Gewebe gegriffen werden soll, werden die drei folgenden Arten von Pinzetten unterschieden.

Chirurgische Pinzette

Chirurgische Pinzetten sind scharf und haben auf beiden Seiten Zähne, die beim Zusammendrücken ineinander greifen, d. h. die Anzahl der Zähne muss unpaarig sein (◘ Abb. 3.9). Wenn Gewebe gefasst wird, ermöglicht dies einen festen Halt des Gewebes. Die Anzahl der Zähnchen variiert. Hinter dem Zahn ist die Greiffläche häufig noch kreuzgeriefelt, das ermöglicht einen zusätzlichen Halt des Gewebes. Sie werden zum Halten des Unterhautfettgewebes benutzt oder zum Greifen von derben Strukturen wie Muskel oder Faszie.

Die Größe und die Anzahl der Zähne sind ausschlaggebend für das Gewebe, das gegriffen werden soll. Die **Adson**-Pinzette gilt als Beispiel für eine zarte chirurgische Pinzette (◘ Abb. 3.10) und wird für zarte Strukturen im Gesicht, am Hals und z. B. für die Dura genutzt (es gibt diese zarte Pinzette auch als anatomische Variante ▶ s. u.)

Um Gewebe für eine histologische Untersuchung zu gewinnen, kommt häufig eine Pinzette mit einer ringförmigen Öffnung in den Maulseiten und chirurgischer Zahnung in Betracht (◘ Abb. 3.11).

Die Länge und Form der benötigten Pinzette wird dem Operationssitus angepasst. Es gibt unendlich viele Varianten. Im Sprachgebrauch des Operationssaals, wird von groben kurzen oder langen feinen, **Adson** oder ähnlichen Kurznamen Gebrauch gemacht.

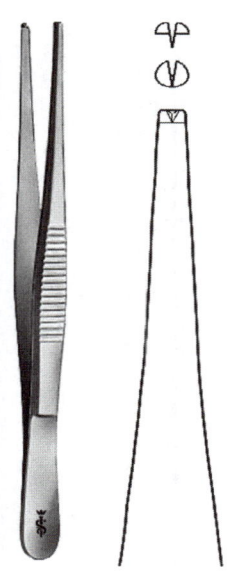

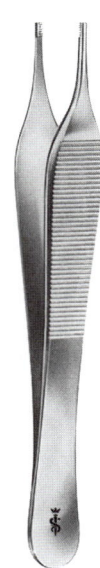

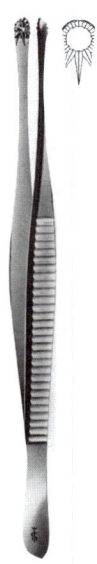

◘ **Abb. 3.9 Chirurgische Pinzette mit Skizze der Zähne.** (Fa. Aesculap AG, mit freundl. Genehmigung)

◘ **Abb. 3.10 Pinzette nach Adson-Brown.** (Fa. Aesculap AG, mit freundl. Genehmigung)

◘ **Abb. 3.11 Chirurgische Pinzette, russisches Modell.** (Fa. Aesculap AG, mit freundl. Genehmigung)

Anatomische Pinzette

Anatomische Pinzetten sind stumpf und vorn im Arbeitsteil quer geriefelt (◘ Abb. 3.12, ◘ Abb. 3.13). Wenn Gewebe damit gehalten wird, müssen die beiden Hälften der Pinzette stark zusammengedrückt werden. Dadurch wird die Struktur des gefassten Materials gequetscht und eignet sich deshalb nicht für empfindliche Gefäße. Jedoch gibt es fein zulaufende anatomische Pinzetten, die es möglich machen, ohne großen Druck z. B. Darmschleimhaut zu fassen, ohne zu traumatisieren. Sie bieten damit in der Viszeralchirurgie eine Alternative zur atraumatischen Pinzette. Es gibt sie in grob kurz, lang fein, gewinkelt, gebogen.

Lange feine anatomische Pinzetten werden gern zur Applikation von hochfrequentem (HF) Strom zur Blutstillung eingesetzt. Hier kommen ebenfalls Pinzetten zum Einsatz, deren Schenkel mit einer isolierenden Schicht überzogen sind, die vermeidet, dass der HF-Strom zu früh über die Pinzettenschenkel abgeleitet wird, da er nur an der Spitze des Instruments wirken soll.

Auch Pinzetten, die bipolaren hochfrequenten Strom weiterleiten, sind isoliert und nur an den Maulenden metallisch. Das Kabel zum Stromgenerator wird direkt an die Pinzette angeschlossen. Bei der Instrumentation muss mit der anderen Hand das Kabel der Pinzette spannungsfrei gehalten werden (◘ Abb. 3.14).

3

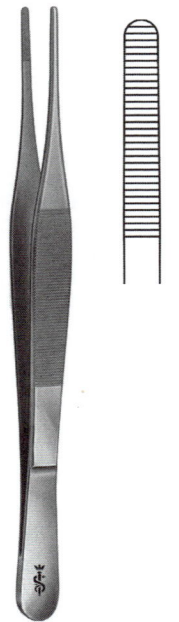

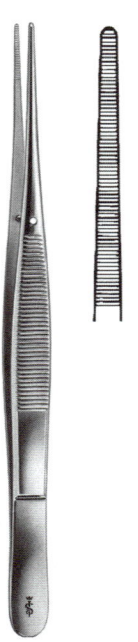

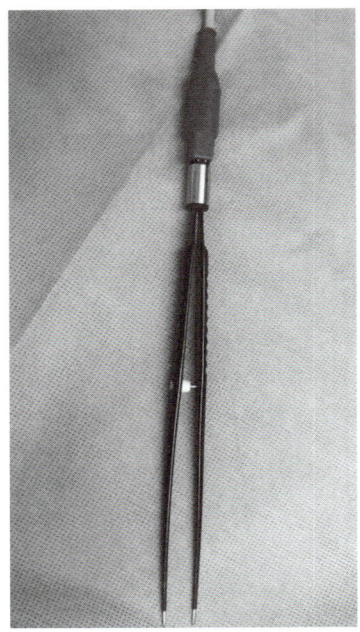

▣ **Abb. 3.12 Anatomische Adson-Pinzette.** (Fa. Aesculap AG, mit freundl. Genehmigung)

▣ **Abb. 3.13 Anatomische Cushing-Pinzette.** (Fa. Aesculap AG, mit freundl. Genehmigung)

▣ **Abb. 3.14 Bipolare Pinzette.**

Atraumatische Pinzette

Auch atraumatische Pinzetten sind stumpf, sind jedoch im Maul unterschiedlich im Profil. Sie können längs geriefelt oder auch mit einer Kreuzriefelung versehen sein. Dieses Profil erlaubt Fassen ohne zu zerstören und wird deshalb in der Gefäß- oder der Darmchirurgie benutzt.

Atraumatische Pinzetten mit einer parallel längsförmig angeordneten Riefelung in gerader oder abgebogener Form sind nach **Cushing**, **De Bakey** (▣ Abb. 3.15) oder **Cooley** benannt.

Atraumatische Pinzetten nach **Cooley** haben ein ausgeprägteres Profil, aber auch eine Längsriefelung mit Körnung um die Mittelrinne (▣ Abb. 3.16).

Eine Kreuzriefelung gilt ebenfalls als atraumatisch, als Beispiel sei hier die Pinzette nach Cushing genannt (▣ Abb. 3.17).

Pinzetten mit seitlicher Winkelung oder gebogener Spitze werden in der Gefäßchirurgie und/oder der Neurochirurgie angewendet.

Eine bajonettförmige Pinzette, z. B. nach **Gruenwald** (▣ Abb. 3.18), oder eine kniegebogene Pinzette nach **Troeltsch** (▣ Abb. 3.19) ist in der Neurochirurgie, der HNO- oder MKG-Abteilung sicher vorhanden.

Eine weitere Untergruppe bilden die **Koagulationspinzetten**. Für die Anwendung von monopolarem Strom kann jede Pinzette genutzt werden, bevorzugt werden feine anatomische Pinzetten. Dabei ist zu beachten, dass der Strom durch die gesamte Länge der Pinzette ver-

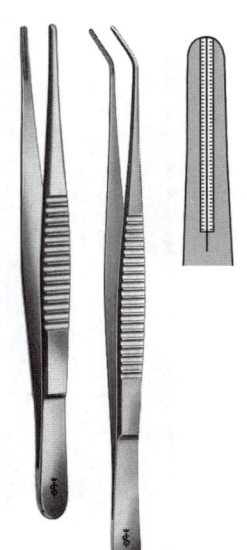 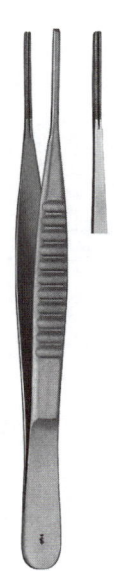 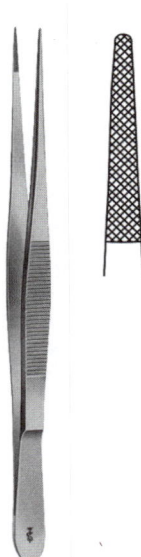

■ **Abb. 3.15 Atraumatische Pinzette nach De Bakey, gerade und abgewinkelt.** (Fa. Aesculap AG, mit freundl. Genehmigung)

■ **Abb. 3.16 Atraumatische Pinzette nach Cooley.** (Fa. Aesculap AG, mit freundl. Genehmigung)

■ **Abb. 3.17 Atraumatische Pinzette nach Cushing.** (Fa. Aesculap AG, mit freundl. Genehmigung)

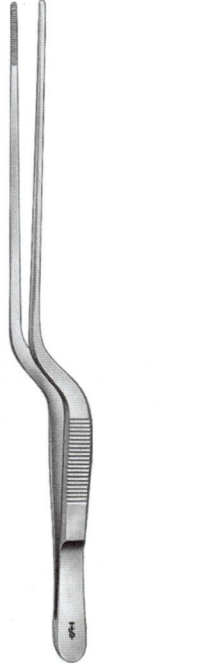 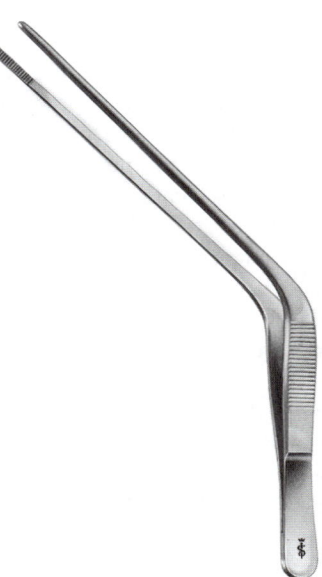

■ **Abb. 3.18 Bajonettpinzette nach Gruenwald.** (Fa. Aesculap AG, mit freundl. Genehmigung)

■ **Abb. 3.19 Kniegebogene Pinzette nach Troeltsch.** (Fa. Aesculap AG, mit freundl. Genehmigung)

3

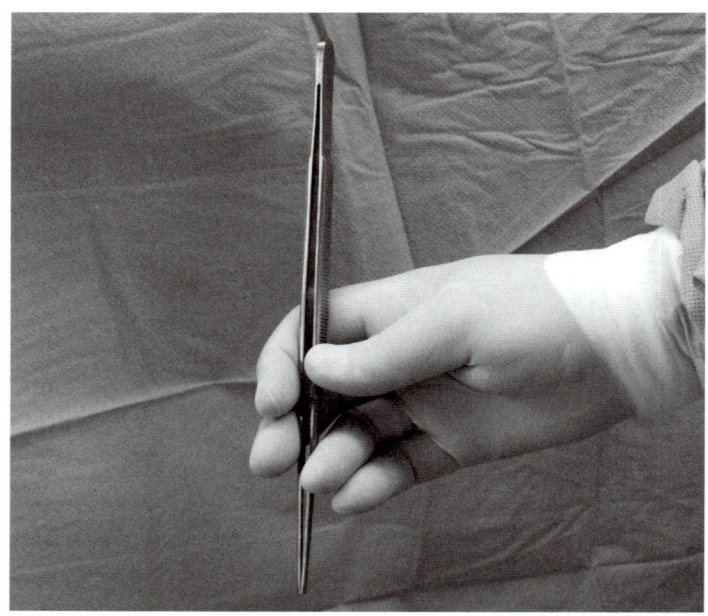

◻ **Abb. 3.20 Instrumentation einer geraden Pinzette.**

läuft und der Kontakt nur zu dem Gewebe hergestellt sein darf, an dem koaguliert werden soll. Im OP-Jargon heißen sie oft nur »Kokel-« oder »Strom-« oder Diathermie-Pinzette.

Wenn Pinzetten benutzt werden, die an beiden Schenkeln isoliert sind, ist der Kontakt der Schenkel mit Körpergewebe gefahrlos möglich. Nur die Maulenden sind aus blankem Stahl, die Schenkel sind mit einer Kunststoffschicht bezogen, die Strom nicht ableitet. So kommt der Strom nur an beiden Pinzettenspitzen zur Anwendung. Zu beachten bei der Vorbereitung der Instrumente ist, dass geprüft wird, ob die Isolationsschicht unzerstört ist.

Bei der Anwendung von **bipolarem Strom** fließt der Strom über ein passendes zweipoliges Kabel in die Pinzette, deren beiden Maulenden die beiden Strompole bilden. Die Auslösung des Stroms erfolgt entweder mittels eines Fußschalters oder über die Pinzette, die den Stromfluss auslöst, wenn beide Pinzettenspitzen Kontakt zum Gewebe haben.

■ **Instrumentation**

Gerade Pinzetten werden vom Instrumentanten unten an den Arbeitsenden gefasst und dem Operateur aufrecht in die Hand gegeben. In der Regel benötigt der Arzt die Pinzette zusätzlich zur Schere oder zum Nadelhalter, deshalb gehört dieses Instrument meistens in die linke Hand des Operateurs (◻ Abb. 3.20).

Geübte Instrumentanten können beim Anreichen z. B. des Nadelhalters die Pinzette zwischen kleinem und Ringfinger fassen und durch eine Drehung der Hand sofort nach Abgeben des Nadelhalters

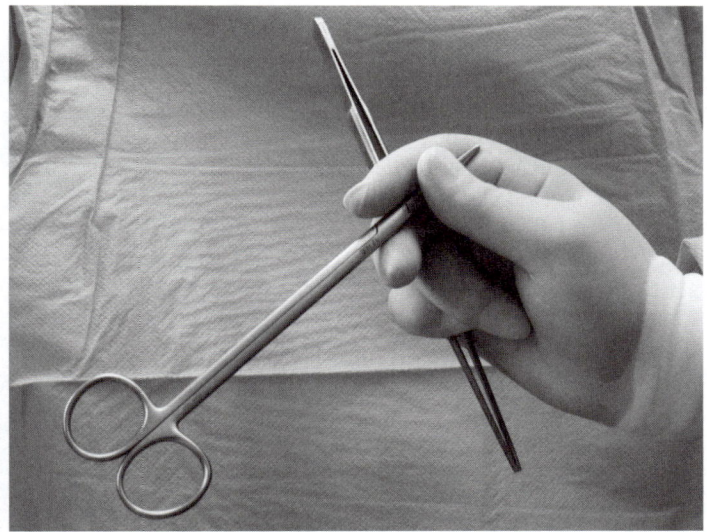

◘ Abb. 3.21 Instrumentanz einer Schere und einer Pinzette mit einer Hand.

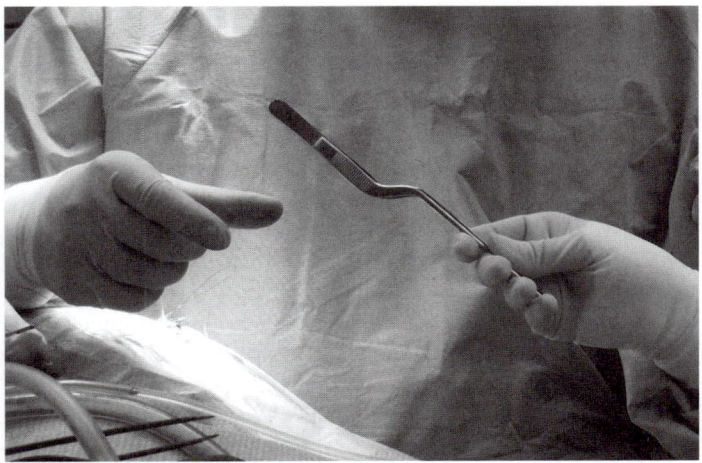

◘ Abb. 3.22 Anreichen einer bajonettförmigen Pinzette.

die Pinzette in die andere Hand des Operators bringen. Dadurch ist die andere Hand frei zum Abnehmen eines gebrauchten Instruments (◘ Abb. 3.21).

Kniegebogene Pinzetten wie auch bajonettförmige Pinzetten werden so angereicht, dass der obere Winkel der Pinzette nach unten mit Richtung zum Patienten zeigt (◘ Abb. 3.22). Das ist wichtig beim Instrumentieren unter dem Mikroskop, denn der Operateur kann nicht die Pinzette in einer Hand drehen, wenn die Anreichung nicht korrekt war, sondern er muss vom Mikroskop wegschauen, um das Instrument korrekt zu fassen.

3

Der Instrumentant weiß, welche Pinzette für welches Gewebe geeignet ist. Das Anreichen einer Pinzette zur Schere oder zum Nadelhalter erfolgt unaufgefordert und sofort nach dem Anreichen des Instruments für die andere Hand.

Die instrumentierende Pflegekraft sollte wissen, ob der Operateur Rechts- oder Linkshänder ist, denn daraus resultiert z. B. die Lage der Schere in der Hand des Instrumentanten.

3.1.3 Scheren

Ein weiteres gewebedurchtrennendes Instrument neben dem Skalpell ist die Schere. Sie ist eines der wichtigsten Instrumente und kann zur scharfen Durchtrennung, zur Auseinanderdrängung (Dissektion) und zum Abschneiden verschiedener Materialien benutzt werden. Je nach Körpertiefe sind die Griffe lang, gebogen, gewinkelt, die Schneideblätter unterschiedlich gebogen und unterschiedlich geschliffen. An der Oberfläche sind die kurzen Scherenmodelle von Bedeutung, in der Tiefe müssen die Arbeitsteile länger sein. Manche Scheren sind ebenfalls durch einen goldenen Griff gekennzeichnet, die Blätter aus Hartmetall haben einen besonderen Präzisionsschliff, der sich nicht so schnell abnutzt.

Eine Schere besteht aus zwei Teilen und drei Abschnitten. Die **Griffteile** sind entweder ringförmig, um den Daumen und den Mittel- oder Ringfinger aufzunehmen, oder die Griffläche ist federnd miteinander verbunden und seitlich außen angeraut wie bei einer Mikroschere, damit die haltende Hand nicht am Griff abrutscht.

Die Verbindung der beiden Scherenteile durch eine Schraube ist das **Schlussteil** (▶ Kap. 1); durch diesen wird das Öffnen und Schließen des Instruments ermöglicht. Die beiden schneidenden Anteile heißen **Blätter**. Sie sind entweder am Ende beide abgerundet, beide spitz oder ein Blatt stumpf, eines scharf geschliffen. Zur Schneidkante ist das Blatt in der Regel abgeschrägt.

Der Arbeitsteil einer Schere ist ihrer Anwendung entsprechend entweder gerade, gebogen oder gewinkelt. Die Biegung kann nach rechts oder nach links, nach oben oder nach unten führen. Um im Zweifel festzustellen, wohin bei einer Schere die Biegung zeigt, wird sie so auf einen Tisch gelegt, dass der Schraubenkopf zu sehen ist, der die beiden Arbeitsteile miteinander verbindet.

Die Namen der Scheren resultieren aus ihrem Einsatzgebiet oder entsprechen dem »Erfinder«.

Die gebräuchlichsten **Präparierscheren** haben leicht abgerundete Blätter. Wenn in der Tiefe präpariert wird, ist ein Blatt nicht zu sehen, und deshalb sollte es stumpf sein, damit es keine Verletzung der Umgebung hervorruft. An dem Blatt werden Schneidkante und Rücken unterschieden. Spitz-spitze Enden der Blätter sind bei Mikroscheren und Gefäßscheren sowie bei sehr feinen Präparierscheren zu finden.

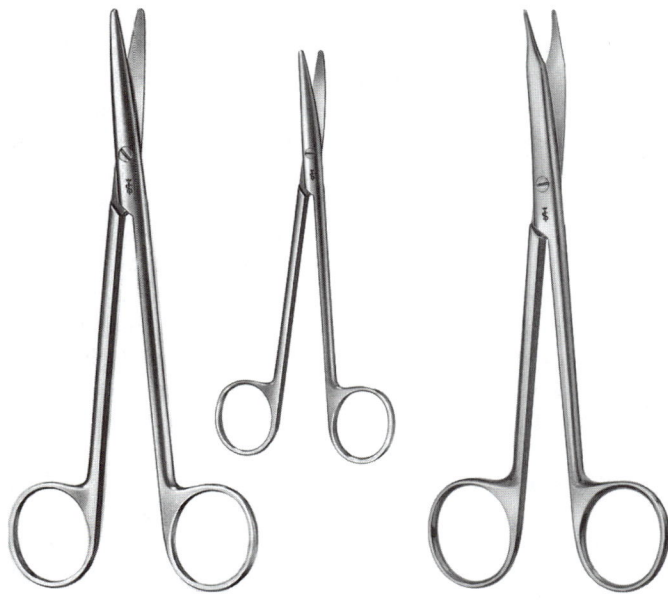

◘ **Abb. 3.23 Präparierschere nach Metzenbaum.** (Fa. Aesculap AG, mit freundl. Genehmigung

◘ **Abb. 3.24 Präparierschere nach Reynolds.** (Fa. Aesculap AG, mit freundl. Genehmigung)

◘ **Abb. 3.25 Gerade Schere nach Tönnis.** (Fa. Aesculap AG, mit freundl. Genehmigung)

Ist ein Blatt glatt geschliffen und eines gezahnt wird die Schere häufig als **Fadenschere** eingesetzt, da sie nicht vom Fadenende abrutscht und verlässlich schneidet.

Die Präparierschere nach **Metzenbaum** ist die gebräuchlichste Schere in der Chirurgie, da sie für viele Gewebe zur Präparation angewendet werden kann. Es gibt sie in allen Längen, mit Hartmetallblättern (goldener Griff) und ohne. Ihre Blätter sind gerade oder gebogen, beide vorn abgerundet. Damit kann fast jedes Gewebe präpariert werden (◘ Abb. 3.23).

Eine feinere Präparierschere ist z. B. die Schere nach **Reynolds** (◘ Abb. 3.24), deren Blätter vorn spitz zulaufen. In vielen Abteilungen heißt diese Schere **Wittenstein**-, **Jameson**- oder **Stevens**-Schere. Sie findet Verwendung bei der Präparation von Nerven und Gefäßen oder in der Gesichtschirurgie.

Sind die Scheren gerade in den Branchen und in den Blättern, werden sie zur Durchtrennung von Lumina verwendet, die für eine Anastomose vorbereitet werden sollen (◘ Abb. 3.25).

Manche Scheren haben an einem Blatt einen abgeflachten Knopf (◘ Abb. 3.26). Dieses Blatt wird zur Schonung des darunter liegenden Gewebes genutzt. Beispielsweise wird damit die Dura mater geschnitten, um das darunter liegende Gehirn nicht zu verletzen, oder zur Eröffnung eines Lumenorgans, wie Speichelgang oder Ductus choledochus.

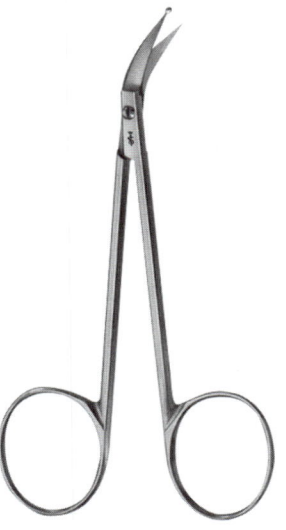

◘ **Abb. 3.26 Feine Schere mit Knopf.** (Fa. Aesculap AG, mit freundl. Genehmigung)

3

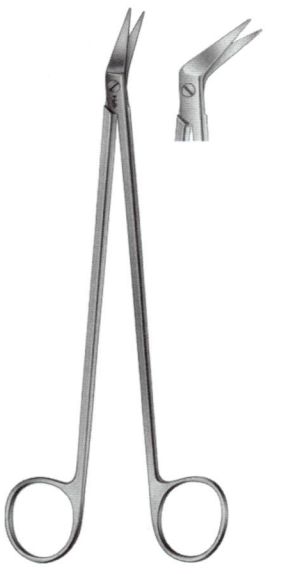

⊡ Abb. 3.27 Schere nach Potts de Martell. (Fa. Aesculap AG, mit freundl. Genehmigung)

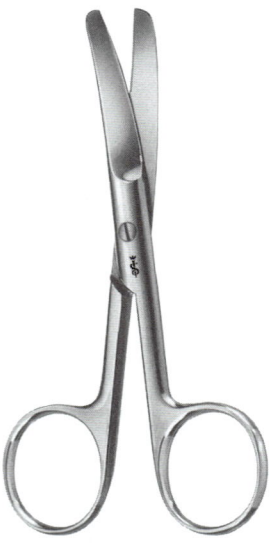

⊡ Abb. 3.28 Schere nach Cooper. (Fa. Aesculap AG, mit freundl. Genehmigung)

Die Biegung der Blätter sollte beim Gebrauch der Gewebeschicht angepasst sein. Eine schwach gebogene Schere eignet sich zur Darstellung aufeinander liegender Schichten, leicht gewölbter Organe oder zur Dissektion unterschiedlicher Strukturen. Je stärker die Biegung der Blätter desto kreisförmiger das Organ, um das herum präpariert wird.

Dementsprechend liegen in jeder operativen Disziplin unterschiedlich gebogene Scheren vor (▶ Abschn. 4.4). Abgewinkelte Scheren finden in der Gallenwegschirurgie und in der Gefäßchirurgie Anwendung. Die Winkelung wird in Grad angegeben. Mit der gewinkelten Schere nach **Potts de Martell** kann der Ductus choledochus oder eine Vene oder Arterie sehr genau und ohne Verletzung umgebenden Gewebes durchtrennt werden oder die Stichinzision eines Hohlorgans erweitert werden, indem nach einer Stichinzision ein Blatt der Schere in das Lumen eingeführt und mit einem geraden Schnitt erweitert wird (⊡ Abb. 3.27).

Im OP-Sprachgebrauch heißt diese Schere oft nur Potts-Schere. Es gibt diese Form auch benannt nach **Diethrich, Potts Smith, De Bakey** und anderen. In der HNO oder MKG werden kniegebogene Scheren benutzt, um die Hand des Operators bei engen Zugängen z. B. im Bereich der Nase nicht im Sichtfeld zu haben und die Übersicht zu behindern.

Mikroscheren sind gerade oder bajonettförmig, auch hier gilt das Prinzip, dass die Hand des Operators im Ausschnitt des Mikroskops nicht zu sehen ist. Bei Mikroscheren sind die einzelnen Blätter federnd miteinander verbunden (▶ Abschn. 4.7).

Die Größe und Feinheit der Schere muss immer dem zu schneidenden Material angepasst sein. Ein feines Gefäß kann nicht mit einer Fadenschere geschnitten werden, aber umgekehrt geht es auch nicht. Wird mit einer zu feinen Schere grobes Material durchschnitten, leidet der Schliff, und die Schere ist zum nächsten Gebrauch stumpf und muss nachgeschliffen oder ersetzt werden.

Zum Scheiden grober Materialien ist die Schere nach **Cooper** eine der bekanntesten, damit können oberflächlich Fäden oder intraoperativ Verbandsmaterial geschnitten werden (⊡ Abb. 3.28).

Vergleichbar sind die Scheren nach **Mayo** oder **Lexer**, die ähnlich aussehen und für den gleichen Gebrauch bestimmt sind.

In der Thoraxchirurgie kommt die Rippenschere zur Anwendung, die einzelnen Scherenmodelle sind häufig nach ihrem Konstrukteur bzw. nach dem Erfinder benannt. Sie sind sehr kräftig, um den Knochen durchtrennen zu können, und meist abgewinkelt im Schneideblatt, um sie um die Rippe herumführen zu können und gezielt nur den Knochen zu durchtrennen.

Viele Scheren werden nach ihrer Funktion benannt, der Eigenname entfällt im täglichen Gebrauch, wie z. B. die Rippenschere (nach **Sauerbruch** ⊡ Abb. 3.29, nach **Brunner** ⊡ Abb. 3.30) und die Fadenschere (nach **Cooper**).

Es gibt für rechtshändige wie auch für linkshändige Chirurgen die entsprechenden Scheren, die meisten Chirurgen benutzen jedoch

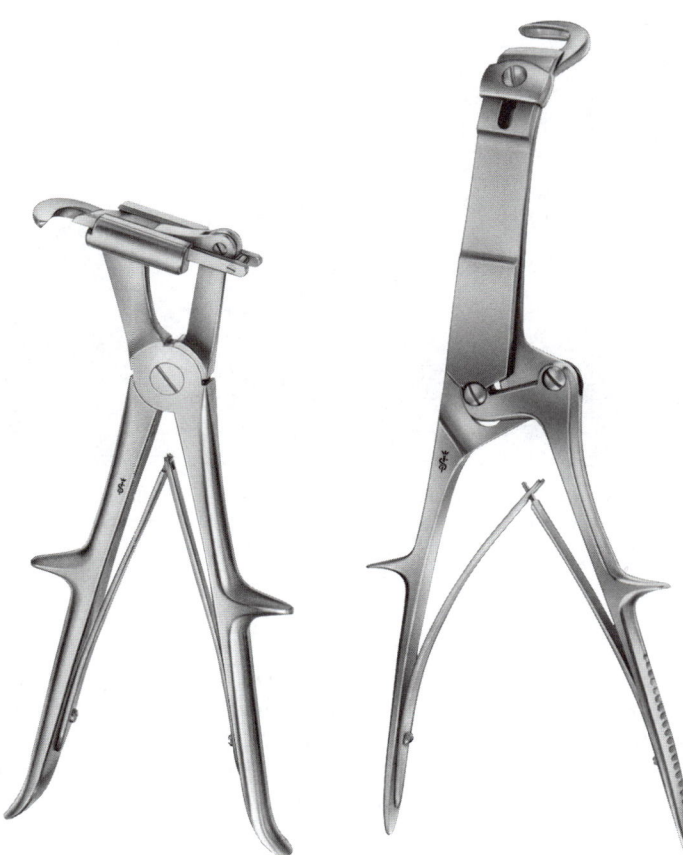

◘ bb. 3.29 **Rippenschere nach Sauer-bruch.** (Fa. Aesculap AG, mit freundl. Genehmigung)

◘ Abb. 3.30 **Rippenschere nach Brunner.** (Fa. Aesculap AG, mit freundl. Genehmigung)

Rechtshänderscheren, die auch von Linkshändern angewendet werden können.

Bipolare Scheren

Bipolare Scheren werden mit einem zweipoligen Kabel mit dem Generator verbunden und koagulieren während des Schneidevorgangs. In der Regel sind sie geformt wie eine Präparierschere nach **Metzenbaum** und werden entsprechend angereicht. Bei der Instrumentation wird das Kabel mit der anderen Hand spannungsfrei gehalten.

■ **Instrumentation**

Die Instrumentation richtet sich nach der Form der Schere und der zu präparierenden Schicht, bzw. des zu durchtrennenden Materials. Eine Schere wird vom Instrumentanten an den Schneideblättern gefasst. Steht der Operateur gegenüber und liegt die Krümmung der Blätter

3

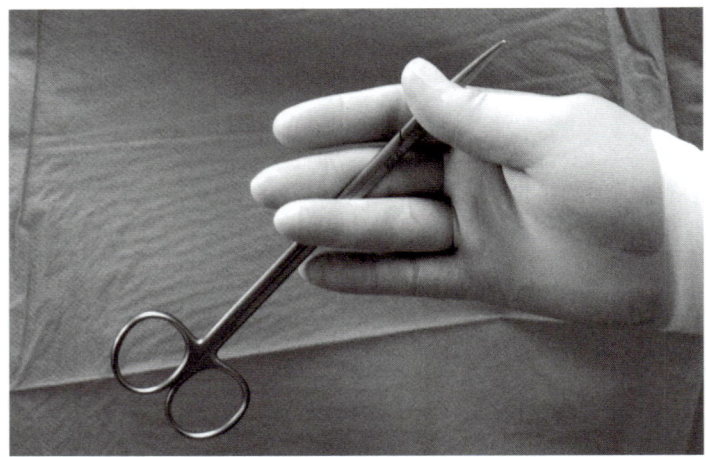

Abb. 3.31 Instrumentanz einer gebogenen Schere. Der Instrumentant steht dem Chirurgen gegenüber, die gebogenen Blätter liegen über dem Daumen, am Gewebe zeigen die Scherenspitzen nach oben

über dem Zeigefinger, wird die Schere am Gewebe mit der Spitze nach unten zeigen. Liegt die Krümmung über dem Daumen, zeigt die Biegung nach oben, damit der Operateur sehen kann, in welcher Schicht sich die Spitzen der Schere befinden (Abb. 3.31).

Es gilt die Regel, dass der Operateur die Spitze der Schere bei der Präparation sehen sollte, daraus resultiert die Anreichung. Die Scherenkrümmung ist der Form des zu präparierenden Organs anzupassen. Das Abschneiden von Fäden in der Tiefe erfolgt ebenfalls mit der Scherenspitze nach oben, um eine Durchschneidung des Knotens zu vermeiden.

Eine Ausnahme bilden die Mikroscheren, die unterhalb der Feder gefasst werden, damit die Arbeitsteile zusammengedrückt werden können. Im Ruhezustand ist die gefederte Mikroschere geöffnet, wie jedes andere Instrument muss sie jedoch geschlossen angereicht werden.

Bajonettförmig gebogene Scheren werden ebenso wie Pinzetten so angereicht, dass der Winkel der Schere nach unten zum Patienten zeigt. Abgewinkelte Scheren, wie die nach **Potts de Martell**, werden mit der Schneidefläche in Richtung der Schnittführung angereicht. Nach einer Stichinzision wird ein Blatt in das eröffnete Lumen eingeführt, um dann die Inzision zu erweitern.

Rippenscheren sind anzureichen in Richtung der Rippe. Da diese Schere keine Ringe hat, in die der Operateur greifen muss, wird die Hand des Chirurgen beide Griffe der Schere umfassen können. In der Mitte der Griffe befinden sich zwei »Hörner«, an denen sich die Hand des Chirurgen abstützen kann, denn das Durchtrennen eines Knochens erfordert Kraftaufwand.

Die Form des Instruments richtet sich also nach dem Verwendungszweck, der Schliff der Blätter ebenfalls. Daraus resultiert, dass eine Schere nur das Gewebe schneiden sollte, für das sie konstruiert wurde, alle anderen Materialien zerstören den feinen Schliff und führen zu vermeidbaren Reparaturkosten.

3.1.4 Klemmen

Bei Klemmen unterscheiden wir unterschiedliche Formen aber auch unterschiedliche Schlussmechanismen und Profile. Klemmen gibt es gerade, gewinkelt, gebogen, bajonettförmig und in vielen anderen Variationen, um sie in ihrer Form den anatomischen Gegebenheiten anzupassen.

Klemmen greifen mit beiden Maulteilen das Gewebe oder das Material und am Griff befinden sich Arretierungsraster, die zusammengedrückt werden und so lange halten, bis der Operateur sie löst. Erst dann wird das Gewebe wieder freigegeben.

Wie der Name es sagt, sind Klemmen dafür geschaffen, Material anzuklemmen, und je nach ihrer geplanten Anwendung gelten hier die verschiedenen, schon bei den Pinzetten angegebenen Riefelungen:
- anatomisch,
- atraumatisch,
- chirurgisch.

Je nach dem geplanten Verwendungszweck wird die Form der Klemme mit dem passenden Maulprofil gewählt. Es gibt die entsprechende Maulprofilierung als kurzfassend wie auch als langfassend. Zudem sind bei chirurgischen Klemmen jeweils Zähne, die ineinander greifen und an der Spitze der Maulflächen angebracht sind.

Vielfach wird das Abdeckmaterial mit den sog. **Tuchklemmen** fixiert (◘ Abb. 3.32). Dabei ist zu bedenken, dass keine scharfen Klemmen zum Einsatz kommen dürfen, da diese das Abdeckmaterial perforieren und damit die Sterilität nicht mehr gewährleistet ist. Die Tuchklemmen werden als **Backhaus-Klemmen** bezeichnet.

Viele Klemmen werden benutzt, um Materialien einzuspannen und damit in der Tiefe zu arbeiten. Diese Instrumente haben in ihrer Querriefelung häufig noch eine Längskehle, damit das Material hält, ohne die Spannung in den Maulteilen über Gebühr zu erhöhen. Tupfer und Präpariertupfer werden z. B. in eine Kornzange eingespannt, um darin festen Halt zu bieten und in der Tiefe gezielt Blut oder Sekret aufzutupfen. Das Instrument ist eine gerade Kornzange (◘ Abb. 3.33) und sowie ein Tupfer eingespannt ist, heißt es Stieltupfer (◘ Abb. 3.34).

Beim Einspannen von Tupfern oder anderen Materialien ist zu bedenken, dass die Klemme an die Größe des Tupfers angepasst sein muss und der Verschluss nicht bis auf das letzte Raster ausgenutzt werden darf, um ein ungewolltes Öffnen der Klemme zu vermeiden. Die Überwindung des letzten Rasters führt zur Öffnung und damit zum Verlust des Tupfers! Der Tupfer wird zudem so eingespannt, dass es dem Operateur möglich ist, zu tupfen aber auch das umgebende

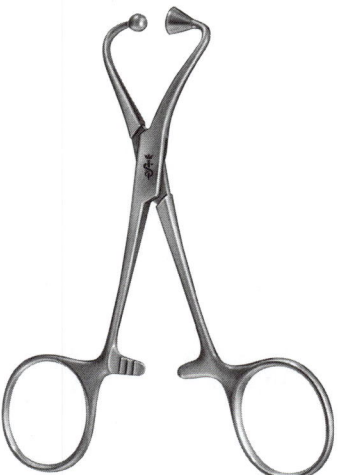

◘ **Abb. 3.32 Stumpfe Tuchklemme.** (Fa. Aesculap AG, mit freundl. Genehmigung)

3

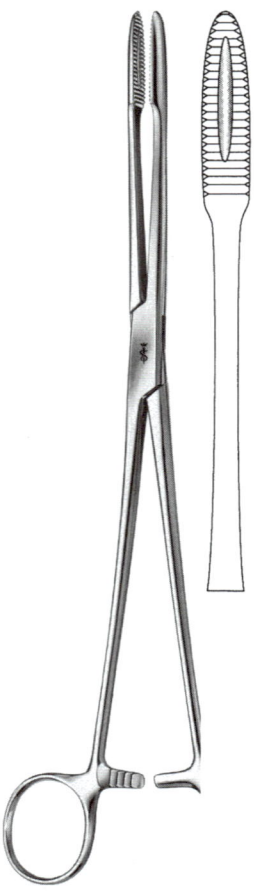

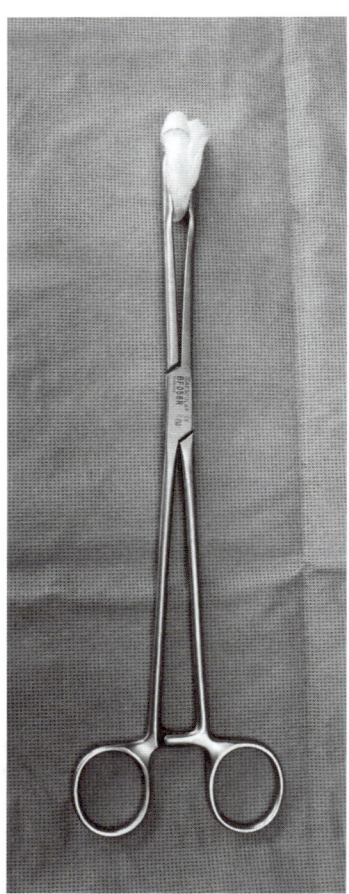

□ **Abb. 3.33 Kornzange nach Maier.** (Fa. Aesculap AG, mit freundl. Genehmigung)

□ **Abb. 3.34 Stieltupfer.**

Gewebe zu sehen. Dazu wird der Tupfer eingerollt und zwei Drittel davon eingespannt.

Die Kornzangen liegen auch gebogen vor. Dieses Instrument wird benutzt, um Drainagen aus einer Inzision herauszuziehen, um Unterhautfettgewebe zu tunneln und Drainagen, Gefäßprothesen oder andere Implantate durchzuziehen. Klemmen, die zum Fassen von Organen entwickelt wurden, sind unter ▸ Abschn. 3.1.5 zusammengefasst.

Traumatisierende Klemmen

Hartfassende Klemmen fassen das Material fest und geben im Maul nicht nach, sodass das Gewebe gequetscht wird. Diese Klemmen gibt es als chirurgische wie auch als anatomische Instrumente. Als Beispiel sei die kräftige chirurgische **Kocher**-Klemme genannt, die das Material, das sie greift, fest hält (□ Abb. 3.35). Ihre Zähnchen geben ihr das

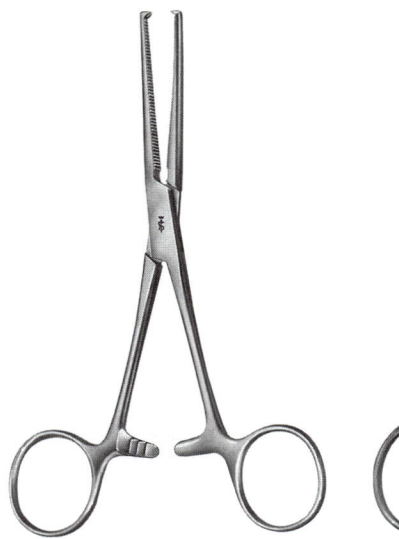

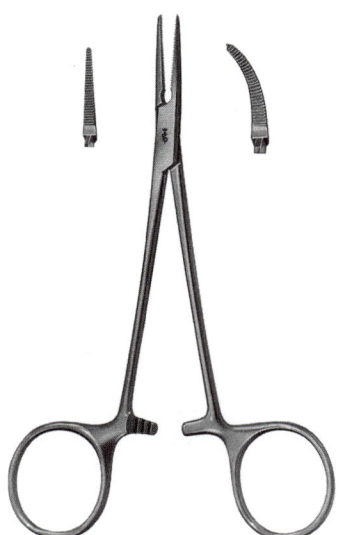

□ Abb. 3.35 Arterienklemme nach Kocher. (Fa. Aesculap AG, mit freundl. Genehmigung)

□ Abb. 3.36 Halstedt-Mosquito-Klemmchen. (Fa. Aesculap AG, mit freundl. Genehmigung)

Merkmal der chirurgischen Klemme. Obwohl sie keinesfalls dazu geeignet sind, eine Arterie zu verschließen, um eine Anastomose vorzubereiten, heißen sie korrekt Arterienklemmen nach Kocher. Es gibt sie in gerader und gebogener Form.

Diese Klemme ist 15 cm lang, deshalb kann sie nur oberflächlich angewendet werden. Zum Anklemmen von Fäden, Zügeln oder anderem Material ist sie hervorragend geeignet.

Wenn längere Klemmen benötigt werden, kommt häufig die **Kocher-Ochsner**-Klemme zur Anwendung. Sie ist genauso aufgebaut, aber insgesamt länger, es gibt sie bis 35 cm lang. Länger und feiner werden sie **Halstedt**-Klemme genannt, auch diese Klemme gibt es als chirurgisches und anatomisches Instrument.

Soll die Klemme kleiner und kürzer sein, gibt es das **Mosquito**-Klemmchen, das es in einer anatomischen und einer chirurgischen Version gibt (□ Abb. 3.36). Es entspricht in seiner Bauart der Kocher- bzw. der Péan-Klemme, ist kürzer und damit leichter; wenn es als Halteklemme eingesetzt werden soll, zerreißt es durch sein Gewicht das Gewebe nicht. Werden die Klemmen noch kleiner und leichter gewünscht, heißen sie häufig »Baby«-Kocher.

Zum Anklemmen des Peritonealsacks zum Bauchdeckenverschluss wird ebenfalls eine chirurgische Klemme gewählt, die **Mikulicz**-Klemme. Sie ist zudem leicht gebogen, um den Operateur beim Zunähen nicht zu behindern. Durch ihre Zähnchen greift sie das Bauchfell so fest, dass eine Adaptation zum Nähen möglich ist (□ Abb. 3.37).

3

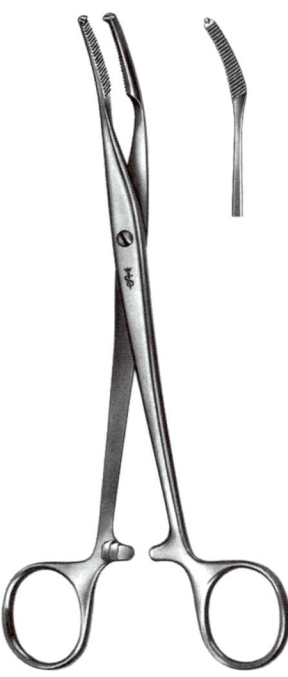

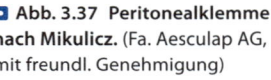

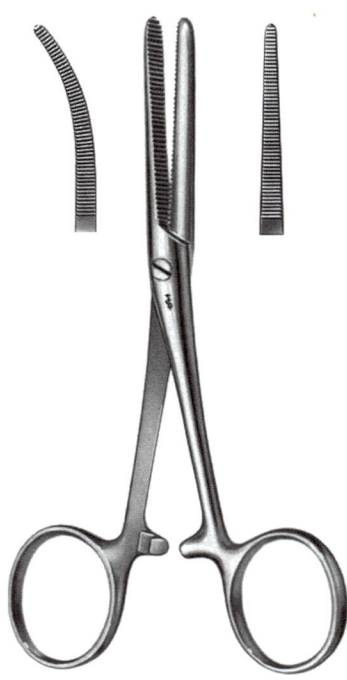

□ **Abb. 3.37 Peritonealklemme nach Mikulicz.** (Fa. Aesculap AG, mit freundl. Genehmigung)

□ **Abb. 3.38 Arterienklemme nach Péan.** (Fa. Aesculap AG, mit freundl. Genehmigung)

Die anatomische Arterienklemme nach **Péan** greift ebenfalls fest, zerstört aber durch die anatomische Riefelung nicht die Oberfläche des Materials (□ Abb. 3.38). Es gibt diese Klemme, wie alle anderen auch, in verschiedenen Längen und Formen. Sie werden benutzt, um grobes Gewebe, das nicht durch chirurgische Zähne geschädigt werden soll, anzuklemmen, z. B. Schilddrüsenkapsel, Parenchymgewebe, Pleura. Ihr Verwendungszweck ist sehr vielseitig, für ein Gefäß zur Anastomosenvorbereitung ist sie jedoch nicht geeignet, hier sollte eine atraumatische Klemme gewählt werden (► s. u.).

Alternative Klemmenbezeichnungen, die den vorher genannten ähnlich sind, sind z. B. die nach **Spencer** oder **Crile**. Hartfassende Klemmen eignen sich nicht, um Gefäße oder Darmanteile zu verschließen, wenn das Gewebe noch für eine Anastomose genutzt werden soll. Als Halteklemmen für Gewebe und Material sind sie sehr gut geeignet.

Weiche Klemmen

Soll das Gewebe nur verschlossen, aber die einzelnen Schichten nicht traumatisiert werden, kommen weichfassende Klemmen zum Einsatz, deren Maulteile so gearbeitet sind, dass der Stahl federnd nachgibt, wenn sie geschlossen werden.

Als Beispiel sei eine weiche Darmklemme genannt, die den Darm verschließt aber nicht traumatisiert (☐ Abb. 3.39). So kann die Durchblutung kurz unterbrochen werden, ohne die Gefäßwände zu zerquetschen. Diese Klemme wird an dem Anteil des Darms angesetzt, der für die Wiederherstellung der Darmpassage benutzt werden soll. An das Resektat kann eine hartfassende Klemme angelegt werden, die verhindert, dass Darminhalt oder Tumorzellen austreten.

Durch die Anwendung von weichfassenden Klemmen mit einer Längsriefelung der Arbeitsteile wird die Anastomose durchblutet werden können und es wird nicht zu Nekrosen kommen.

Ähnlich aufgebaute Klemmen mit dem gleichen Anwendungsspektrum sind die Darmklemmen nach **Doyen** oder **Hartmann**.

Häufig sind die klemmenden Anteile zusätzlich zum Schutz der Schleimhaut mit einem Schlauchverband überzogen. Vor der Anwendung muss dieser textile Überzug unbedingt angefeuchtet werden, damit ein Verkleben mit der Serosa vermieden wird.

Gefäßklemmen/Darmklemmen

In der Darmchirurgie wie auch in der Gefäßchirurgie werden zudem Klemmen benötigt, die nicht nur federnd geschlossen werden, sondern ein atraumatisches Maulprofil haben. Die Anordnung der Riefeln und/oder Zahnungen verhindert eine Traumatisierung der empfindlichen Gefäßwände. Die Arretierung besteht zumeist aus drei Rastern, sodass der Verschluss der Gewebestärke individuell angepasst werden kann.

Hier muss der Chirurg bedenken, in wie weit er die Klemme schließt – je mehr Druck durch Verschluss der einzelnen Raster auf die Arbeitsteile gebracht wird – desto kräftiger werden die Gefäßwände komprimiert. Gefäßklemmen sind zudem so gebogen, dass das Gefäß abgeklemmt werden kann, die Blutung gestoppt wird, aber umgebendes Gewebe nicht mit gefasst wird. Die Größe des Arbeitsteils des Instruments wird dem Lumen und dem Druck, der in dem Gefäß herrscht, angepasst. Die Länge der Branchen entspricht der Tiefe im Körper des Patienten, sodass es gleiche Klemmen in unterschiedlicher Länge und v. a. in unterschiedlicher Biegung der Branchen gibt.

Die Satinsky-Klemme wurde ursprünglich in der Herz- und Gefäßchirurgie verwendet, hat aber durch ihre Form auch in der Abdominalchirurgie und der Urologie Einzug gehalten (☐ Abb. 3.40).

Diese Klemme hat ein kreuzgeriefeltes Maulteil und ist doppelt aufgebogen. Damit ist es auch möglich, einen Teilbereich des Lumens auszuklemmen. Das ist v. a. in der Gefäß- und Herzchirurgie nötig, wenn schon während des Nähens einer Anastomose der Blutfluss teilweise freigegeben werden soll. Dann wird in Längsrichtung des Gefäßes eine »Seite« abgeklemmt, über die andere »Seite« fließt schon Blut zur Versorgung des betreffenden Organs (das ist der Vorgang des »Ausklemmens«). Sie kann als Arterienklemme, als Venenklemme und auch als Darmklemme für den zu anastomosierenden Darmteil, wie auch als Nierenhilusklemme angewendet werden.

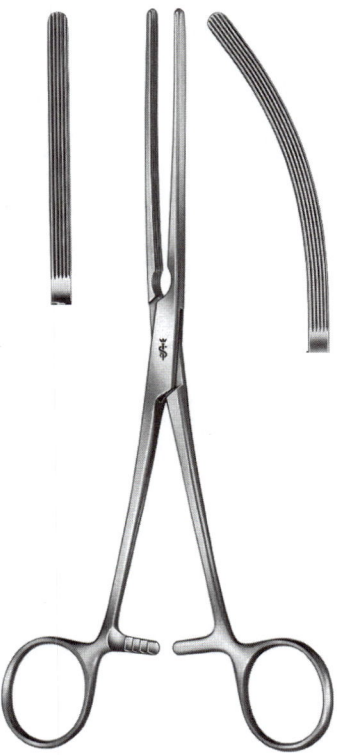

☐ **Abb. 3.39 Weiche Darmklemme nach Kocher.** (Fa. Aesculap AG, mit freundl. Genehmigung)

3

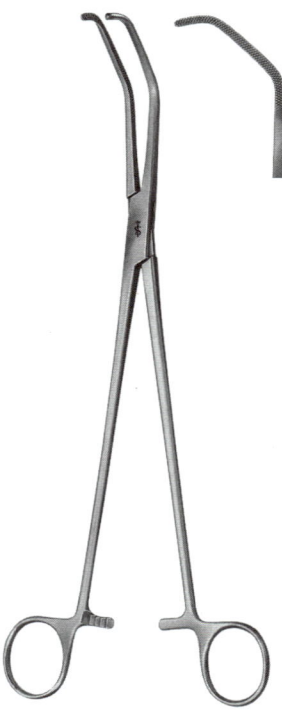

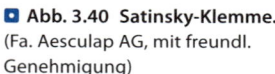

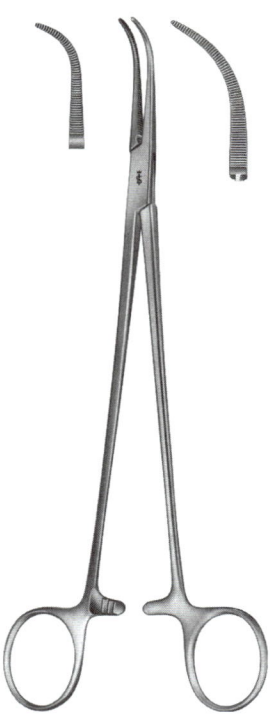

■ **Abb. 3.40** Satinsky-Klemme. (Fa. Aesculap AG, mit freundl. Genehmigung)

■ **Abb. 3.41** Overholt-Klemme. (Fa. Aesculap AG, mit freundl. Genehmigung)

Wenn das Maulprofil längs geriefelt ist, heißt die Klemme nach **Price-Thomas** und findet auch in der Thoraxchirurgie zum Abklemmen eines Bronchus Anwendung. Atraumatische Klemmen können in der Darmchirurgie genauso Anwendung finden wie in der Gefäßchirurgie (▶ Abschn. 4.6).

Präparierklemmen/Ligaturklemmen

Mit kurzfassenden, leicht gebogenen Instrumenten mit einer quergeriefelten anatomischen Maulfläche ist es möglich, Gewebestrukturen stumpf voneinander zu trennen oder nach der Durchtrennung Gefäße zu unterbinden. Dabei variiert die Biegung von leicht bis stark gebogen. Dabei ist die Biegung mit einer Zahl gekennzeichnet. Die bekannteste Präparierklemme ist sicher die **Overholt**-Klemme (■ Abb. 3.41). Ist das Instrument für zartere Strukturen entsprechend kleiner und feiner, wird es häufig als »**Baby-Overholt**« bezeichnet. Andere ähnlich aufgebaute Instrumente mit dem gleichen Anwendungsspektrum sind die nach **Mixter**, **Geissendoerfer** oder **Rumel**.

Um Gewebestrukturen zu unterbinden, werden zwei Klemmen mit geringem Abstand z. B. an das Gefäß angesetzt und zwischen den Klemmen wird mit einer Schere oder einem Skalpell durchtrennt. Um

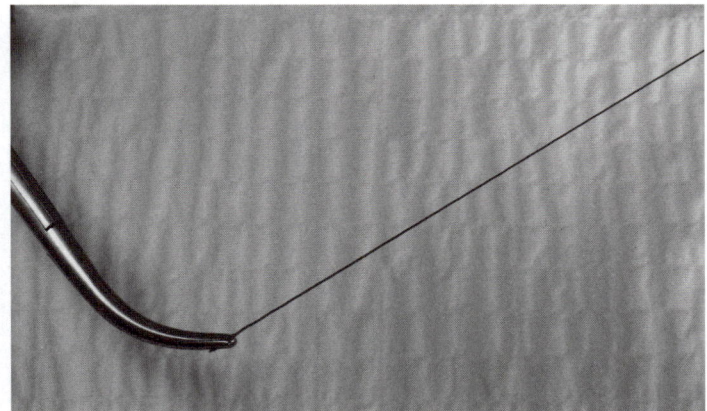

◘ Abb. 3.42 Overholt-Klemme mit eingespannter Ligatur.

die aufgebogene Spitze der Klemme wird ein Faden gelegt und dann geknotet. Nach dem ersten Knoten wird die Klemme langsam geöffnet und entfernt, dann werden die weiteren Knoten gelegt. Erfolgt die Ligatur in der Tiefe, wird der Ligaturfaden in die Spitze eines Overholts eingespannt und um die liegende Klemme geführt (◘ Abb. 3.42).

Eine andere Form der Präparation kann mittels einer Rinne und einem Deschamps erfolgen (▶ Abschn. 3.1.9).

■ **Instrumentation**

Bei allen Klemmen ist gewünscht, dass der Operateur in die Ringe des Instruments greifen kann und das Maulteil zu der Gewebeschicht zeigt. Bei der Biegung oder Winkelung der Branchen oder/und des Maulteils ist zu beachten, ob abgeklemmt oder ausgeklemmt werden soll, dementsprechend zeigt die Biegung des Maulteils auf das Lumen oder verläuft parallel zum Lumen.

Als Ausnahme gilt nur der Stieltupfer/Präparierstiel, denn hier werden die Branchen des Instruments vom Operateur gegriffen, er greift nicht in die Ringe. Der Stiel wird senkrecht, am Tupfer greifend mit dem Textil zum Blut zeigend angereicht (◘ Abb. 3.43).

In der Regel ist die Anwendung der Klemmen in den chirurgischen Abteilungen standardisiert. Trotzdem muss der Instrumentant, um die entsprechende Klemme korrekt anreichen zu können, wissen, welches Gewebe gefasst werden soll, um dann die entsprechende Länge, Biegung und das richtige Maulprofil aussuchen zu können.

Gerade Klemmen werden angereicht, indem der Instrumentant die geschlossene Klemme am Maulteil greift und die Ringe des Instruments in die Hand des Chirurgen gibt. Gebogene und gewinkelte Klemmen werden so angereicht, dass das Maulteil an das abzuklemmende Gewebe angesetzt wird, ohne dass die Hand des Operateurs die Sicht auf das Gefäß oder den Darm behindert.

3

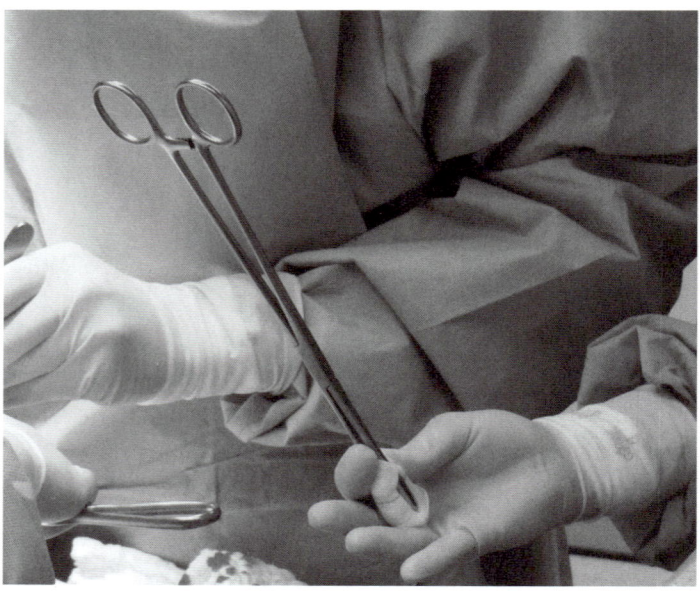

◼ Abb. 3.43 Anreichen eines Stieltupfers.

Ist dem Instrumentanten nicht bekannt, wie der Chirurg die Klemme ansetzen möchte, gilt auch hier wie bei der Schere, dass die Spitze des Instruments im OP-Feld zu sehen sein muss. Das bedeutet, der Operateur bekommt die Klemme so angereicht, dass die gebogene Spitze nach oben zeigt.

Steht der Instrumentant dem Operateur gegenüber, wird die Klemme so am Maul gefasst, dass die Biegung sich um den Daumen schmiegt (◼ Abb. 3.44), steht die Pflegekraft neben dem Operateur, muss die Biegung sich um den Zeigefinger formen (◼ Abb. 3.45).

Bei der Unterbindung von Strukturen ist es ggfs. erforderlich, dass der Instrumentant den in einen Overholt eingespannten Faden am Ende so hält, dass der Faden gespannt ist, um in der Tiefe um den liegenden Overholt geführt zu werden, dann wird der Faden losgelassen. Hat der Assistent die Möglichkeit, den Faden zu übernehmen, wird das Ende des Fadens dem Assistenten übergeben. Der Instrumentant hat in solchen Fällen immer einen mit einer Ligatur armierten Overholt in Bereitschaft. Zu beachten ist dabei, dass der Faden ebenfalls auf dem Tisch liegt und keinesfalls herunterhängt, um die Sterilität zu gewährleisten.

Klemmen gibt es in so vielfältigen Variationen, dass es unmöglich ist, alle zu erwähnen. Jeder Mitarbeiter im OP muss die Klemmen mit der Bezeichnung, die üblich ist, kennen und anhand der Zahnung erkennen können, für welchen Einsatz sie konzipiert wurde. Neben den genannten Klemmen gibt es speziell für besonderes Gewebe entwickelte Zangen, wie für parenchymatöses Gewebe, für Serosa oder derbes Gewebe wie den Uterus, wie auch zur Fremdkörperentfernung.

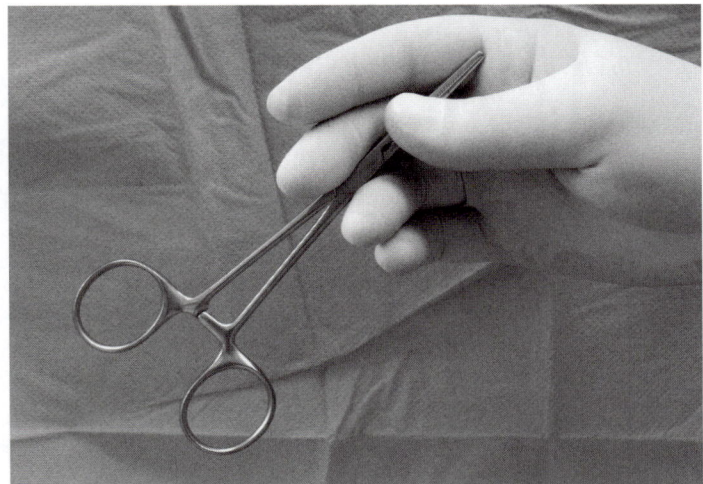

Abb. 3.44 Anreichen einer Klemme, der Operateur steht gegenüber.

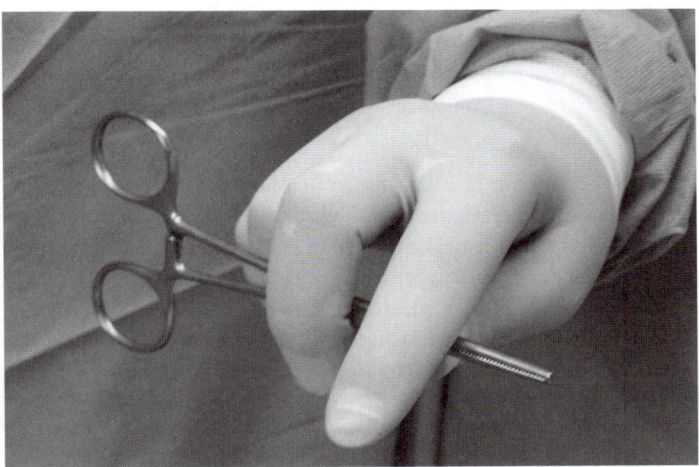

Abb. 3.45 Anreichen einer Klemme, der Operateur steht neben dem Instrumentanten.

Es gibt sie mit den unterschiedlichsten Maulprofilen, mit Spitzen oder Zähnen. Die gebräuchlichsten werden im Folgenden vorgestellt.

3.1.5 Organfasszangen

Um bestimmte Organe fest greifen zu können, gibt es entsprechende Instrumente. Häufig werden sie nach dem Organ benannt, das sie fassen sollen, wie die Gallenblasenfasszange oder die Lungenfasszange.

3

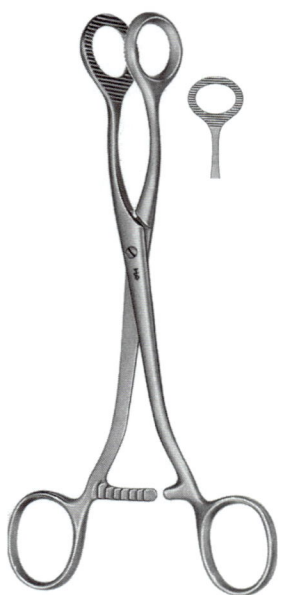

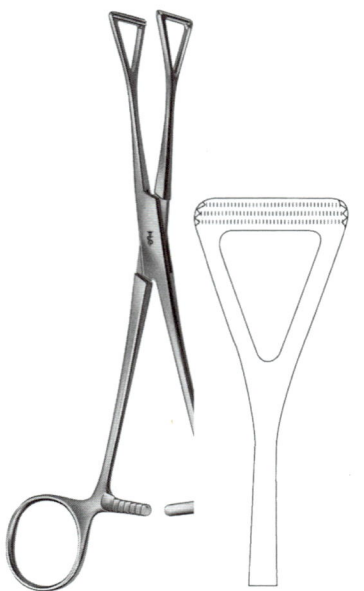

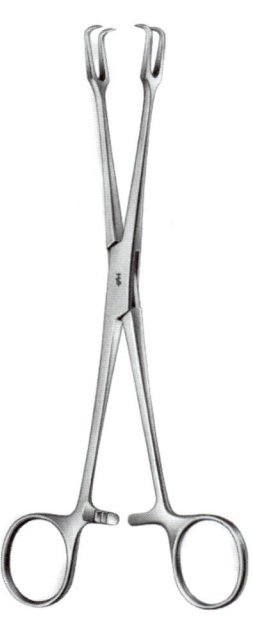

◘ **Abb. 3.46 Gallenblasenfasszange nach Doyen (oder nach Collin).** (Fa. Aesculap AG, mit freundl. Genehmigung)

◘ **Abb. 3.47 Lungenfasszange nach Collin.** (Fa. Aesculap AG, mit freundl. Genehmigung)

◘ **Abb. 3.48 Organfasszange nach Museux.** (Fa. Aesculap AG, mit freundl. Genehmigung)

Diese Zangen sind häufig rund, oval oder dreieckig gefenstert, um dem Operateur jederzeit den Durchblutungszustand des gefassten Organs anzeigen zu können. Die Riefelung des Maulteils richtet sich nach dem Wunsch der Traumatisierung. Die Gallenblase wird in der Regel entfernt, wenn sie gefasst wurde, sodass eine anatomische Riefelung unproblematisch ist. Das Lungenparenchym wird, nachdem es gefasst wurde, bei Bedarf wieder freigegeben und muss weiter gut durchblutet bleiben, sodass hier eine atraumatische Riefelung zum Einsatz kommen muss, denn sie soll sicher fixieren, ohne durchblutetes Gewebe zu zerstören.

In vielen Abteilungen wird bei der Anforderung nur die Kurzform gewählt: »GaBlaFa« für Gallenblasenfasszange (◘ Abb. 3.46) oder nur der Name des Organs genannt, z. B. »Bronchus« (◘ Abb. 3.47). Manche Strukturen können nur mit chirurgischen, gezahnten Fasszangen gehalten werden, da sie so derb sind, dass eine Zange ohne Zähnchen nicht fest fixieren könnte. Dann kommen scharfe Fasszangen zum Einsatz, entweder spitz-spitz wie die Hakenzange nach **Schröder** (► Abschn. 4.4), oder mit zwei bis vier Zähnen, die scharf ineinander greifen, wie die Hakenzange nach **Museux** (◘ Abb. 3.48).

Hat die Zange nur ca. fünf kleine Zähnchen und ist im Maul breit wie die Fasszange nach **Allis** (◘ Abb. 3.49) kann sie z. B. zum Offenhalten des Darms eingesetzt werden, bevor ein Stapler eingeführt wird. Um den Magen oder die Lunge anzuklemmen, ist die Zange nach **Babcock** verwendbar, da sie Muskulatur besser greifen

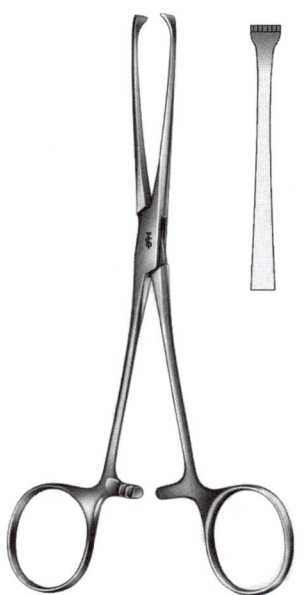

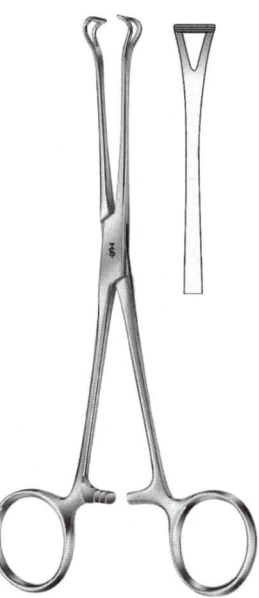

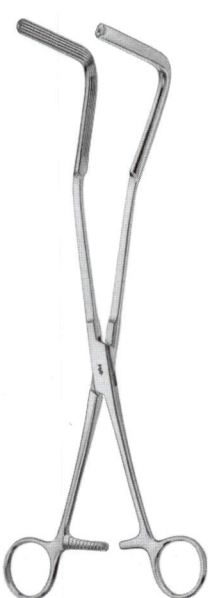

☐ **Abb. 3.49 Gewebefasszange nach Allis.** (Fa. Aesculap AG, mit freundl. Genehmigung)

☐ **Abb. 3.50 Lungenfasszange nach Babcock.** (Fa. Aesculap AG, mit freundl. Genehmigung)

☐ **Abb. 3.51 Rektumanastomosen - Klemme nach Lloyd-Davis.** (Fa. Aesculap AG, mit freundl. Genehmigung)

kann (☐ Abb. 3.50). Im Rahmen der MIC (▶ Abschn. 4.2) wird diese Zange gern zur Fundoplicatio-Operation eingesetzt.

Im täglichen Gebrauch fällt es oft schwer, die einzelnen Instrumente zu benennen. Vielfach werden alle dreieckig-gefensterten Klemmen als »**Duvall**«-Klemme bezeichnet, aber zu beachten ist die Zahnung, die bei gleichnamigen Instrumenten unterschiedlich ausfallen kann. Das kann zu Verwirrung führen, deshalb ist darauf zu achten, welche Klemme benötigt wird.

Fasszangen werden gerade, gewinkelt oder gebogen angeboten und die Länge der Branchen muss der Tiefe des Situs angepasst sein. 90°-gewinkelte Klemmen mit einer atraumatischen Riefelung eignen sich z. B. um das Rektum im kleinen Becken abzusetzen, ohne die ohnehin schwierige Sicht zu behindern, oder um das Duodenum bei einer Magenresektion abzusetzen (☐ Abb. 3.51). Auch in der Gynäkologie werden 90°-Klemmen eingesetzt. Der Name dieser Klemme kann unterschiedlich sein.

Diese oder ähnlich aufgebaute Klemmen sind auch bekannt als Klemme nach **Götze** oder nach **Wertheim**.

Zangen, die zur Bergung eines Steins oder eines Fremdkörpers eingesetzt werden, sind dem Fremdkörper entsprechend geformt (☐ Abb. 3.52). Um einen Splitter zu entfernen, muss das Maul sehr spitz zulaufen, um einen Stein zu bergen sollte das Maul löffelförmig sein, entweder gefenstert oder geschlossen. Bei Steinfasszangen kommt hinzu, dass sie häufig keine Verschlussraster haben, sondern

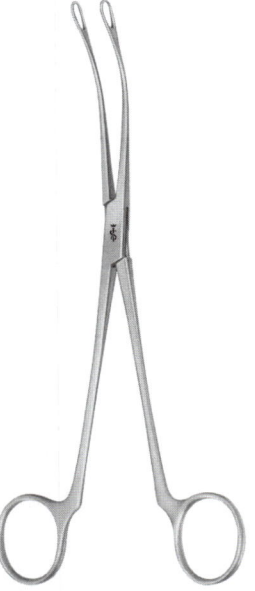

☐ **Abb. 3.52 Gallensteinzange nach Blake.** (Fa. Aesculap AG, mit freundl. Genehmigung)

3

der Größe des Fremdkörpers entsprechend manuell geschlossen werden.

■ **Instrumentation**

Fasszangen werden immer entsprechend des Organs oder des Fremdkörpers angereicht und entsprechend dem Verwendungszweck. Es muss klar sein, ob ein atraumatisches, ein anatomisches oder ein chirurgisches Profil benötigt wird.

Fasszangen werden immer geschlossen angereicht. Gerade Zangen werden am Maul gefasst und schräg mit der Spitze zum Patienten angereicht, gewinkelte und gebogene Zangen so, dass die Spitze des Instruments über dem Zeigefinger des Instrumentanten zu liegen kommt, sofern der Chirurg gegenüber steht. Die Biegung der Branchen folgt beim Einsatz der Form des Organs.

3.1.6 Haken

Um das Operationsgebiet so weit offen halten zu können, dass der Chirurg das Erfolgsorgan erreichen kann, werden verschiedene retrahierende Instrumente benötigt, die Wundhaken. Entsprechend der Schicht, die beiseite gehalten werden muss, sind diese Haken gestaltet. Sie sind scharf für das Subkutangewebe, stumpf für Muskel und Faszie, rund für die Bauchdecke, breit, um Bauchorgane wie die Leber beiseite zu halten und dabei nicht zu verletzen, schmal und lang, wenn sie im kleinen Becken z. B. die Harnblase beiseite halten sollen. Nur wenn mit den Haken das Wundgebiet sicher offen gehalten werden kann, ist der Einsatz von Schere oder Skalpell gefahrlos möglich.

Haken haben einen Griff und einen Schaft, der zum sog. Arbeitsende, auch Blatt genannt, führt, das entsprechend abgerundet oder mit ein bis sechs Zinken ausgestattet ist. Die Griffe haben entweder eine geriefelte Fläche, damit sie fest gehalten werden können oder sie haben eine gefensterte Verdickung im Griff, an der Halt für den ziehenden Assistenten gegeben ist.

Ihre Länge entspricht dem Operationssitus. In der Tiefe des Bauchraums werden lange Haken benötigt, oberflächlich genügen kurze Varianten. Im Folgenden werden die gebräuchlichsten Haken vorgestellt. Die Namen der Wundhaken weisen häufig auf berühmte Chirurgen hin, aber auch hier gibt es viele Modifikationen, um die Instrumente an die sich verändernden chirurgischen Therapien anzugleichen.

Formen

Scharfe oder auch halbscharfe Haken kommen zum Einsatz, wenn sehr kräftiges Gewebe zurückgehalten werden soll und kein empfindliches Gewebe verletzt werden kann. Die Größe und die Anzahl der Zinken richten sich nach der Größe des Hautschnitts und der Menge des zu haltenden Gewebes. Zumeist werden sie anhand der scharfen

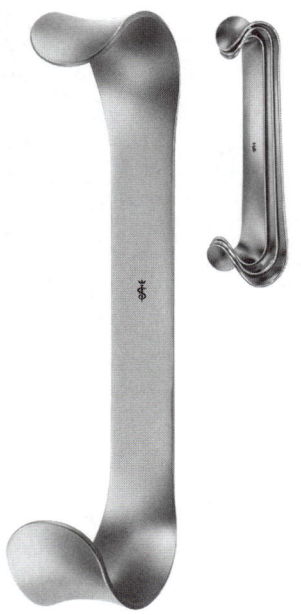
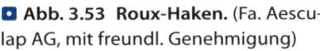
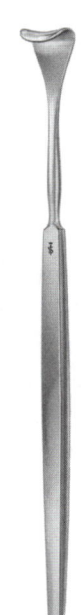
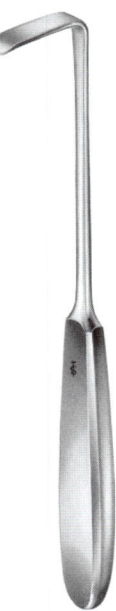

Abb. 3.53 Roux-Haken. (Fa. Aesculap AG, mit freundl. Genehmigung)

Abb. 3.54 Wund- oder Venenhaken, auch Lidhaken genannt, nach Masing. (Fa. Aesculap AG, mit freundl. Genehmigung)

Abb. 3.55 Langenbeck-Haken. (Fa. Aesculap AG, mit freundl. Genehmigung)

Zähnchen benannt: Ein- oder 2-Zinker, scharfe Haken, 6-Zinker, alternativ werden sie als **Volkmann**-Haken bezeichnet.

Stumpfe runde Haken haben flache »Blätter« und können so Strukturen weghalten, ohne sie zu verletzen. Entsprechend des wegzuhaltenden Organs ist häufig die Benennung: Lidhaken (auch Venenhaken, Abb. 3.54), Nervenhaken, Bauchdeckenhaken, Leberhaken. Dazu haben diese Haken häufig noch Eigennamen nach ihrem Gestalter, z. B. Bauchdeckenhaken nach **Fritsch**.

Beispielhaft im Grundinstrumentarium seien hier die **Roux**-Haken erwähnt, das sind doppelendige Haken, die immer paarweise vorhanden sein sollten (Abb. 3.53). In der Regel gibt es sie in einem 3-fachen Satz in drei verschiedenen Größen, die sich im Instrumentensieb ineinander legen lassen. Beide Enden des Hakens sind unterschiedlich groß und so sehr variabel einsetzbar. Sie werden gern benutzt, um Muskulatur beiseite zu drängen.

Hier sei noch der Venenhaken nach **Kocher** genannt (kurz: **Kocher**-Haken), der oberflächlich oder in der Halschirurgie gern eingesetzt wird. Er ähnelt dem Lidhaken (Abb. 3.54), ist jedoch etwas kräftiger.

Der Wundhaken nach Langenbeck ist ein winkelig gebogener Haken mit unterschiedlich breiten und unterschiedlich langen Blättern (Abb. 3.55). In der Spitze sind die Haken noch einmal leicht umgebogen, das verhindert ein Abrutschen. Sie werden benutzt, um bei

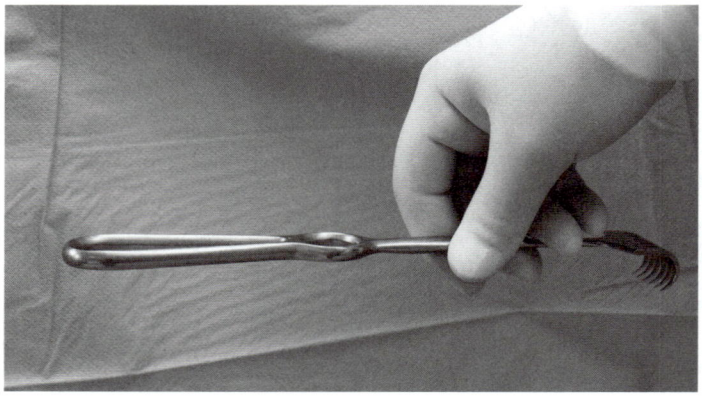

◘ **Abb. 3.56** Anreichen eines scharfen Hakens.

einem kleinen Zugang empfindliches Gewebe vorsichtig weghalten zu können. Ist der Haken vorn noch einmal deutlich abgewinkelt, heißt er Wundhaken nach **Langenbeck-Kocher**. Beide Formen gibt es unterschiedlich lang und breit.

Im Bauchraum werden die Haken länger und breiter, bleiben jedoch ausschließlich stumpf (▶ Abschn. 4.1)

■ **Instrumentation**
Haken werden paarweise vorbereitet.

❯ **Die scharfen Instrumente werden grundsätzlich mit den Zinken nach oben auf dem Instrumentiertisch abgelegt, damit die Abdeckung des Tischs nicht perforiert wird.**

Beim Anreichen muss auf jeden Fall bedacht werden, dass für niemanden eine Verletzungsgefahr entsteht (◘ Abb. 3.56). Diese Haken werden immer von oben gefasst, mit den scharfen Zinken nach unten zum Patienten, so dass die Hand des Instrumentanten nach oben weggehen kann, sowie der Operateur das Instrument übernommen hat. Auch die Abnahme erfolgt hauptsächlich unter Sicherheitskriterien, denn diese Haken sind sehr scharf (◘ Abb. 3.57).

Beim Anreichen der stumpfen Haken zeigt das Blatt in den OP-Situs, der Haken wird entweder von oben gefasst oder am Blatt gegriffen. Der Operateur kann problemlos den Griff fassen und den Haken platzieren. Wird der Haken gleich dem Assistenten angereicht, muss der Griff dann zum Assistenten und nicht zum Operateur zeigen.

Werden die Haken dem Operateur abgenommen, müssen die scharfen Haken ebenfalls von oben gefasst werden. Manche Chirurgen drehen vorsichtshalber die Haken beim Abgeben um, sodass der Griff zum Instrumentanten zeigt. Dann ist darauf zu achten, ob der Arzt von oben oder von unten den Griff gefasst hält (greift er von unten an den Griff, können beim Abnehmen die scharfen Zinken den Handschuh verletzen).

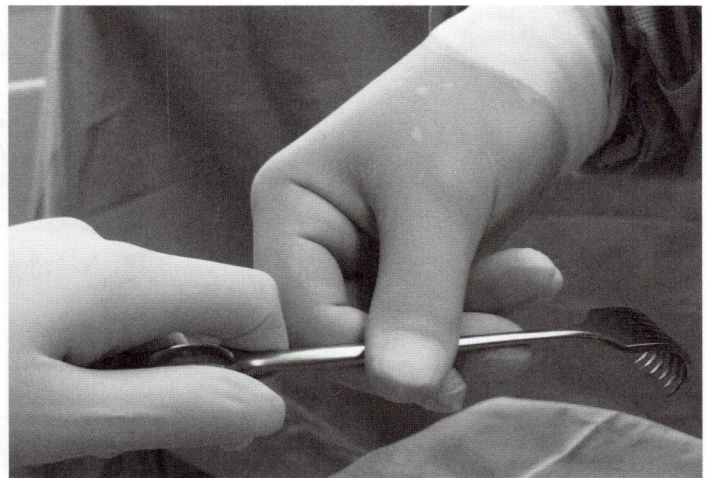

● **Abb. 3.57** Abnehmen eines scharfen Hakens.

3.1.7 Sperrer/Spreizer/Haltesysteme

Um den Situs offen zu halten, wenn z. B. kein Assistent zur Verfügung steht oder dieser für andere Tätigkeiten benötigt wird, können selbsthaltende Sperrer eingesetzt werden. Entweder haben sie eine Vorrichtung, die ein Spreizen in unterschiedlich einstellbaren Stellungen erlaubt oder sie werden in Rahmen eingehängt, dann sind es zumeist aus mehreren Teilen bestehende Systeme.

Im oberflächlichen Gebrauch werden gern Wundspreizer benutzt, diese werden je nach Anwendung scharf oder stumpf vorbereitet. Nach der Eröffnung der Wunde werden die beiden Blätter eingesetzt und das Instrument in der gewünschten Stellung fixiert. Wie schon bei den Haken erwähnt, werden in der Tiefe des Bauchraums keine scharfen Spreizer benutzt (● Abb. 3.58, ● Abb. 3.59, ● Abb. 3.60 und ● Abb. 3.61).

Sperrer gibt es gerade oder im Griff gebogen, oder mit einem Gelenk pro Seite, sodass ein variables Biegen nach oben oder unten möglich ist und der Griff des Sperrers den Operateur nicht behindert. Bei manchen Eingriffen werden die Blätter des Sperrers unterschiedlich sein, in der Größe wie auch in der Form. Die Fixierung erfolgt entweder durch feststellbare Raster oder mittels einer Feststellschraube.

Für die Bauchchirurgie gibt es viele selbsthaltende Systeme, bei denen entweder in einen freien Ring unterschiedlich große Blätter (auch Valven genannt) eingehängt werden (**Kirschner**-Rahmen, **Semm**-Halter, **Golligher**-, **Balfour**- (● Abb. 3.63), **Gosset**-Rahmen) oder es wird unter sterilen Kautelen am Operationstisch ein Rahmensystem fixiert, in welches dann variable Blätter eingehängt werden können.

Der selbsthaltende **Kirschner**-Rahmen besteht aus 5 Teilen: Rahmen und 4 Valven (● Abb. 3.62). Der Grundrahmen ist starr und die

3

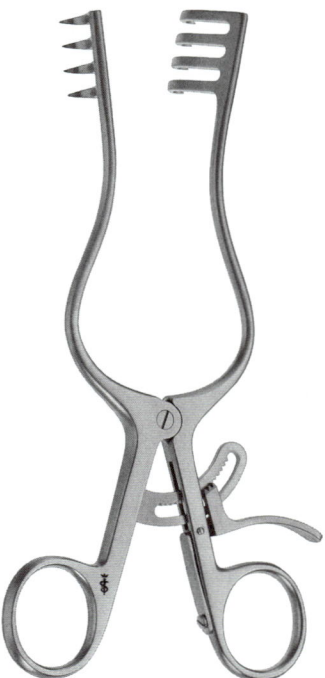

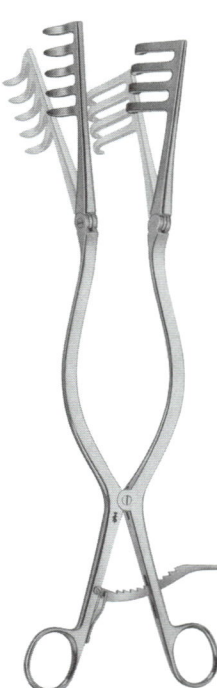

☐ **Abb. 3.58 Wundspreizer nach Irwin, scharf.** (Fa. Aesculap AG, mit freundl. Genehmigung)

☐ **Abb. 3.59 Wundspreizer nach Adson mit Gelenk.** (Fa. Aesculap AG, mit freundl. Genehmigung)

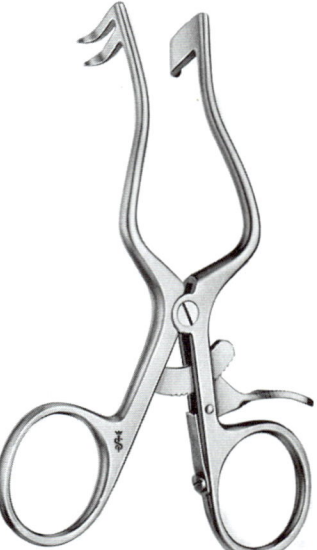

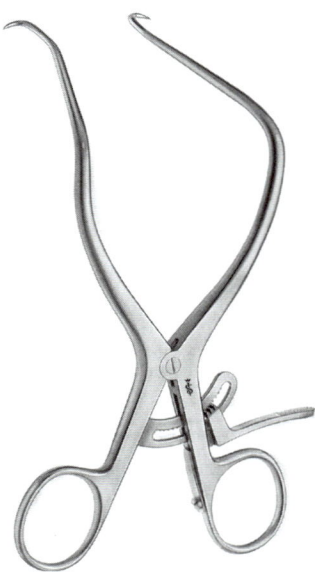

☐ **Abb. 3.60 Wundspreizer nach Plester.** (Fa. Aesculap AG, mit freundl. Genehmigung)

☐ **Abb. 3.61 Wundspreizer nach De Bakey.** (Fa. Aesculap AG, mit freundl. Genehmigung)

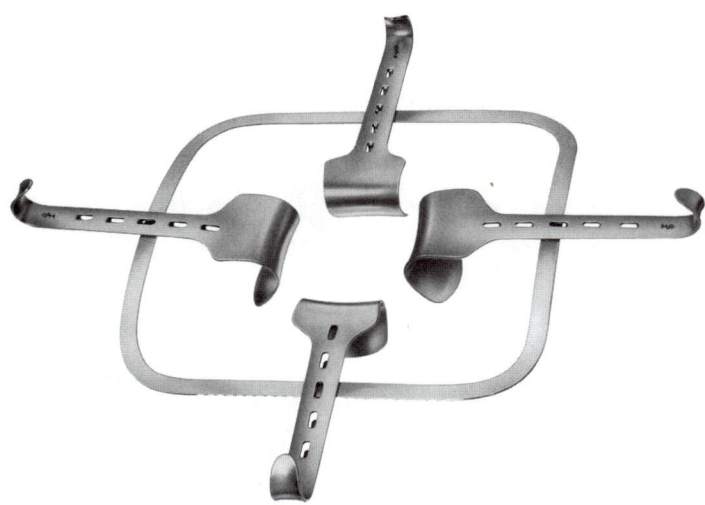

◘ Abb. 3.62 Kirschner-Rahmen. (Fa. Aesculap AG, mit freundl. Genehmigung)

vier Valven werden dem Ausmaß des Operationsfelds entsprechend am Grundrahmen befestigt. Die Valven sind gebogen, um die Bauchdecke zu umfassen und das Operationsgebiet offen zu halten. Der Handgriff der Valven hat mehrere kleine Haken, um in unterschiedlichen Spannungsvarianten in den Grundrahmen eingespannt werden zu können. Soll das Rahmengestell eher rund sein, gibt es ein ähnliches System nach **Semm** oder **Denis-Brown**.

Als Beispiel für universell einsetzbare selbsthaltende Systeme, die es von vielen Herstellern in vielfältigen Variationen gibt, sei hier nur das UNITRAC (Fa. Aesculap) genannt, das durch Gelenkverbindungen jede Retraktion erlaubt und in das unterschiedlichste Valven eingespannt werden können.

Um im kleinen Becken zu operieren, werden Haltesysteme benötigt, die nach kranial offen sind und in die nach dorsal ein Blasenhaken eingespannt werden kann (◘ Abb. 3.63).

Für den Zwischenrippenraum wurden Rippensperrer entwickelt, die durch einen Schraubmechanismus langsam gespreizt werden können, um eine Rippenfraktur zu verhindern (z. B. nach **Finochietto**, ◘ Abb. 3.64). Hier können Sperrer mit fixierten Valven oder mit auswechselbaren Blättern zum Einsatz kommen.

Alternative Thoraxsperrer gibt es nach **Tuffier**, **Haight** oder nach **De Bakey**. Auch der sog. »**Mercedes**-Sperrer« mit auswechselbaren Blättern wird vielfach eingesetzt (◘ Abb. 3.65). Es gibt unendlich viele Systeme, die hier nicht alle genannt werden können. Wichtig ist zu unterscheiden, ob der Rahmen am OP-Tisch fixiert wird oder frei zusammengestellt werden kann.

3

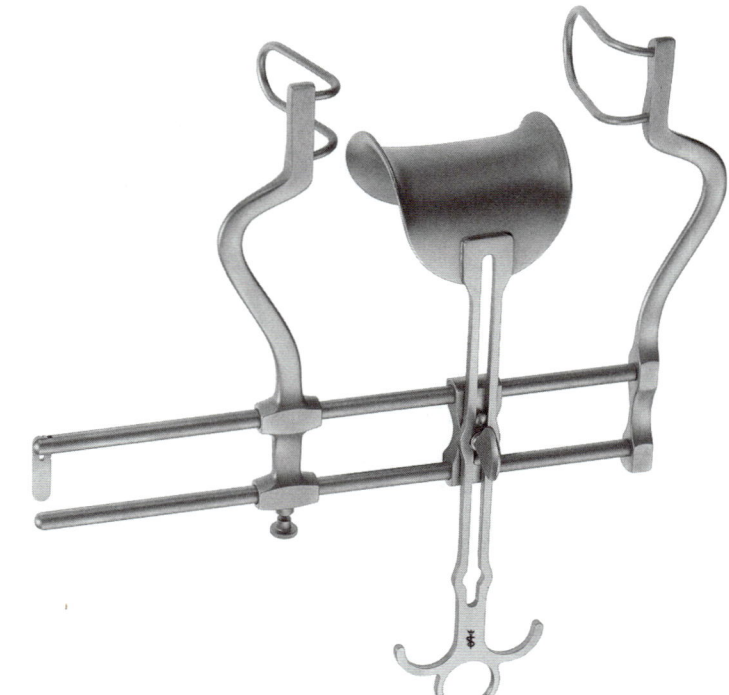

■ **Abb. 3.63 Bauchdeckenhalter nach Balfour.** (Fa. Aesculap AG, mit freundl. Genehmigung)

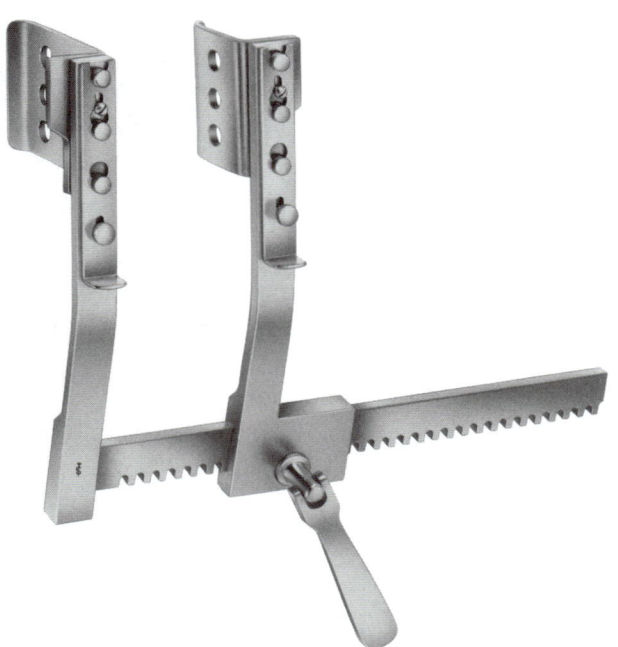

■ **Abb. 3.64 Thoraxsperrer nach Finochietto-Burford.** (Fa. Aesculap AG, mit freundl. Genehmigung)

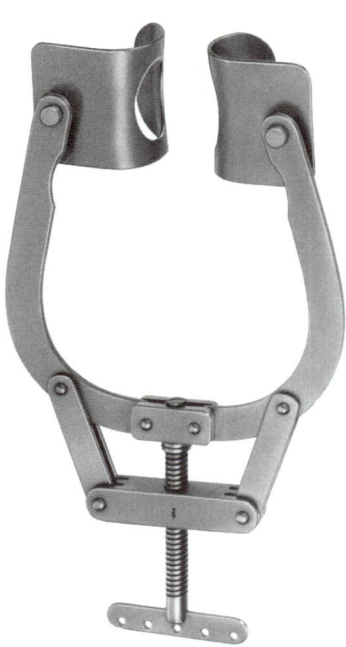

■ **Abb. 3.65 Mercedes-Sperrer.** (Fa. Aesculap AG, mit freundl. Genehmigung)

■ **Instrumentation**

Es muss im Vorfeld bekannt sein, welches Rahmensystem benötigt wird, damit nicht umsonst Container geöffnet werden müssen. Die Systeme sind häufig sehr umfangreich und damit sehr schwer zu transportieren.

Angereicht wird bei allen Systemen immer zuerst der Rahmen ggfs. mit den Fixationsschrauben für die OP-Tisch-Schienen. Dann kommen die passenden Blätter zum Einsatz, die entweder in den Rahmen eingehängt oder mit Schraubsystemen fixiert werden. In der Regel wird das Blatt entweder feucht angereicht oder mit einem feuchten Bauchtuch unterlegt, um das Wundgewebe zu schonen.

Selbsthaltende Wundspreizer werden an den Blättern gefasst, waagerecht gehalten und mit den Blättern zur Wundöffnung angereicht. Jeder Sperrer wird in geschlossenem Zustand angereicht.

3.1.8　Nadelhalter

Der Nadelhalter ähnelt in Aussehen und Aufbau einer Klemme, ist aber **ausschließlich** dafür konstruiert, eine Nadel zu führen, um eine Naht zu legen.

Formen

Die Länge und die Form sind dem zu nähenden Gewebe angepasst. Dem entsprechen die Länge und die Form der Branchen, wie auch die Größe und die Form der Nadel. Nach dem Einspannen kann die Nadel im Maul arretiert werden und der Chirurg muss bei jedem Durchstich der Gewebeschicht den Verschluss öffnen, es gibt jedoch auch Nadelhalter ohne Arretierung. Diese sog. offenen Nadelhalter werden bevorzugt in der Zahn-, Mund-Kiefer-Gesichts-Chirurgie angewendet. Es gibt sie nach **Tönnis** (◘ Abb. 3.66) oder **Crile**.

Verschiedene Formen der Griffe bieten dem Operateur die Möglichkeit, entweder in die Ringe oder mit der Hohlhand um die Branchen zu greifen. Als Beispiel sei der Nadelhalter nach **Mathieu** (◘ Abb. 3.67) genannt, dessen Branchen sich mit ihrer Wölbung in die Hohlhand einfügen. Sie haben den Nachteil, dass sie viel Raum benötigen und deshalb nur für oberflächlich gut zugängliches Gewebe geeignet sind.

Die langen schmaleren Modelle z. B. nach **Hegar** (◘ Abb. 3.68) können auch in der Tiefe des Körpers leicht geöffnet und geschlossen werden. Vielfach haben diese Nadelhalter in ihrem Maul eine Hartmetalleinlage, die die Nadel festhält. Diese Einlage hat eine gekörnte Oberfläche, die Nadel rutscht nicht und dreht sich nicht. Als Kennzeichnung dieser Hartmetalleinlage gilt wieder der goldene Griff. Alternative Namen für Nadelhalter sind u. a. **Crile-Wood**, **Webster**, **Mayo**, **De Bakey**.

Maulprofil

Die Körnung der Nadelhalter ist unterschiedlich grob oder fein, um durch unterschiedlich große Nadeln nicht die Körnung zu zerstören.

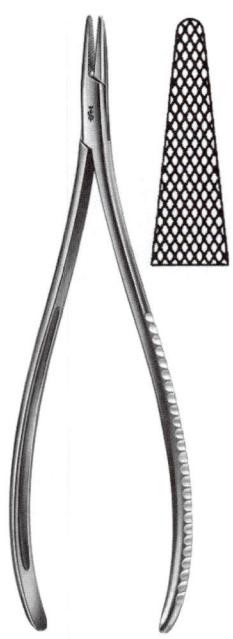

◘ **Abb. 3.66　Nadelhalter nach Tönnis.** (Fa. Aesculap AG, mit freundl. Genehmigung)

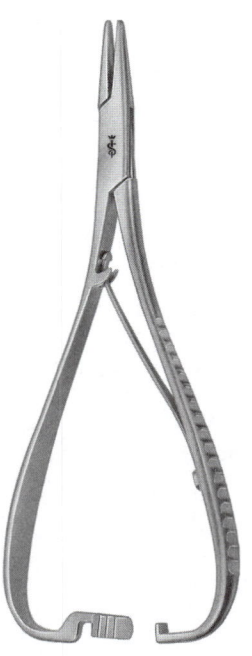

◘ **Abb. 3.67　Nadelhalter nach Mathieu.** (Fa. Aesculap AG, mit freundl. Genehmigung)

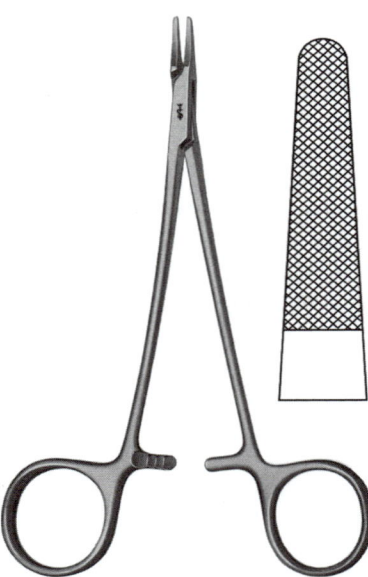

■ **Abb. 3.68 Nadelhalter nach Hegar.** (Fa. Aesculap AG, mit freundl. Genehmigung)

Daraus resultiert, dass das Pflegepersonal den korrekten Nadelhalter für die entsprechende Nadelgröße aussuchen muss (■ Abb. 3.69, ■ Abb. 3.70).

Die feinste Körnung wird empfohlen für die Nahtmaterialstärke 6-0 bis 10-0, die mittlere Körnung für 4-0 bis 6-0, die grobe Körnung ab 3-0 Durchmesser. Mikronadelhalter, die benutzt werden für Nadel-Faden-Kombinationen ab der Stärke 9-0 haben keinerlei Profil.

Aber auch hier setzen sich Hartmetalleinlagen mit Profil durch (■ Abb. 3.71).

■ **Instrumentation**

Für den Instrumentanten gilt beim Einspannen von Nadeln oder Nadel-Faden-Kombinationen im Nadelhalter, dass die Größe des Nadelhalters und entsprechend die Körnung des Maulprofils an die Größe der Nadel angepasst werden muss. Auch wie weit der Verschluss der Arretierungsraster eingerastet werden muss, resultiert aus der Größe der Nadel.

Wird eine runde Nadel mit einem dünnen Körper, der für Darm- oder Gefäßnähte geplant ist, in einen Nadelhalter mit Verschlussraster eingespannt, darf die Arretierung nur über ein Raster gehen, damit der Nadelkörper nicht durch den Druck der Mäuler verbogen wird. Wird eine große Nadel für Muskulaturnähte in ein zu kleines Maul eingespannt, wird die Körnung zerstört, die Nadel hat keinen Halt während des Durchstechens und die Arbeitsenden des Nadelhalters können unter dem zu großen Druck brechen.

Eine Nadel wird in der Regel im hinteren Drittel des Nadelkörpers in den Nadelhalter eingespannt, so dass der rechtshändige Operateur

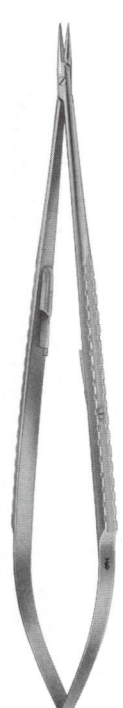

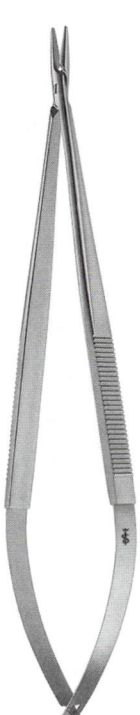

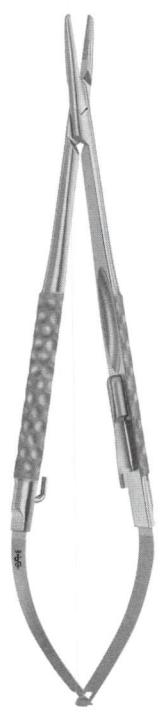

☐ **Abb. 3.69 Nadelhalter nach Jakobson 1: mit Sperre.** (Fa. Aesculap AG, mit freundl. Genehmigung)

☐ **Abb. 3.70 Nadelhalter nach Jakobson 2: ohne Sperre.** (Fa. Aesculap AG, mit freundl. Genehmigung)

☐ **Abb. 3.71 Nadelhalter nach Castroviejo.** (Fa. Aesculap AG, mit freundl. Genehmigung)

in den Rundkörper einsehen kann und die Nadelspitze nach links zeigt (☐ Abb. 3.72). Beim linkshändigen Operateur ist die Nadelspitze nach rechts zeigend eingespannt (☐ Abb. 3.73).

Der Instrumentant reicht dem Operateur den vorbereiteten Nadelhalter so an, dass die Öffnung der Nadel vom Chirurgen einzusehen ist und ohne Verzögerung eingestochen werden kann (☐ Abb. 3.74). Dabei muss vorher bedacht werden, ob der Operateur Rechts- oder Linkshänder ist.

Das Fadenende wird dem Assistenten in die Hand gegeben oder selbst so lange geführt, bis der Operateur den ersten Knoten legt. Damit wird verhindert, dass sich der Faden verfängt und durch den ungeplanten Ruck Gewebe zerstört wird. Wenn der Faden in eine Nadel eingefädelt ist, wird damit gleichzeitig verhindert, dass der Faden aus dem Öhr ausgefädelt wird. Der Nadelhalter wird an der Branche zwischen Nadel und Schlussteil gefasst und angereicht, sodass der Operateur in die Ringe greifen kann.

Manche Operateure bevorzugen in schlecht zugänglichen Körperbereichen gebogene oder gewinkelte Nadelhalter. Als Richtlinie des Einspannens gilt dann ausschließlich die Biegung des Mauls. Häufig bekommt der Assistent ein Instrument, um die durchgestochene Na-

3

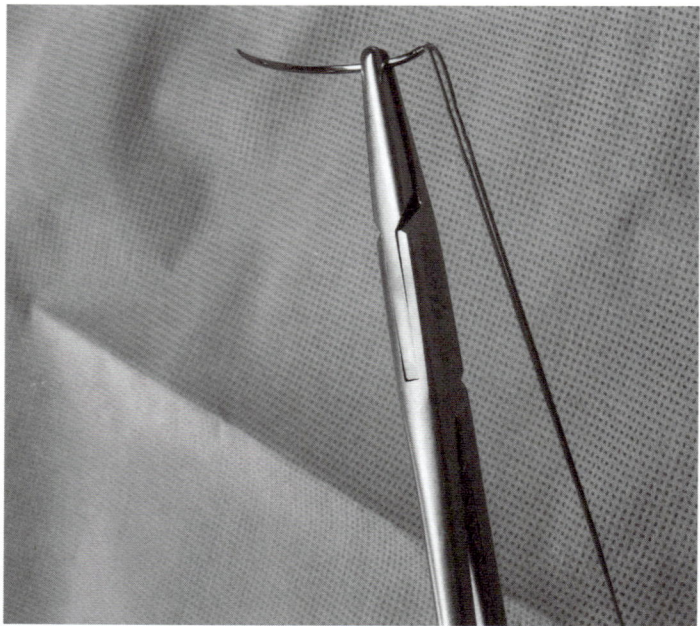

◘ **Abb. 3.72** Einspannen einer Nadel für den rechtshändigen Operateur.

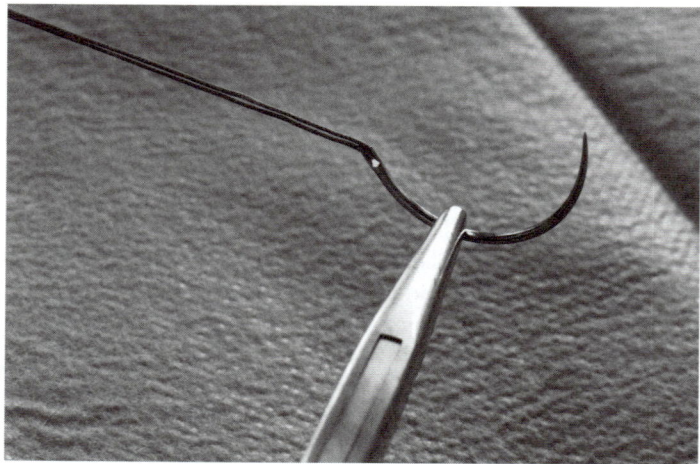

◘ **Abb. 3.73** Einspannen einer Nadel für den linkshändigen Operateur.

del durch das Gewebe zu ziehen oder zu sichern. Zumeist ist das ein leerer Nadelhalter, der auch als **Nadelfänger** oder »**lediger**« Nadelhalter bezeichnet wird.

Viele Nahtmaterialhersteller bieten Multipacks an, an deren Fäden die Nadel so befestigt ist, dass sie mit einem kleinen Ruck vom Faden getrennt werden kann (Abreißnadel, CR = Controlled release, Fa. Ethicon). Wird dieses jedoch mit einer nicht vorbereiteten Nadel-Faden-

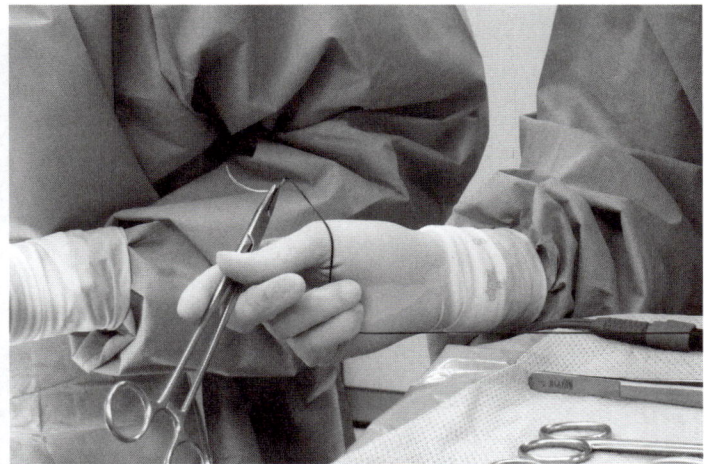

Abb. 3.74 Anreichen eines vorbereiteten Nadelhalters.

Kombination versucht, dreht sich die Nadel im Nadelhalter und nutzt die Hartmetalleinlage bzw. die Fixationsriefelung so stark ab, dass im Folgenden die Nadeln nicht mehr gut in ihrer Position gehalten werden können, und sich beim Durchstechen des Gewebes drehen. Eine Reparatur ist dann unumgänglich.

3.1.9 Unterbindungsnadel

In einigen Fällen kommt die Unterbindungsnadel nach **Deschamps** zur Anwendung (Abb. 3.75). Sie hat an der Spitze ein einfaches Öhr, in welches die Ligatur eingefädelt wird. Dieses Instrument gibt es für Rechts- wie auch für Linkshänder, in der Regel ist das Rechtshänderinstrument für alle nutzbar.

Die Ligatur wird von innen nach außen in das Öhr gefädelt, damit ohne ungewollte Knotenbildung die Unterbindungsnadel entfernt werden kann und die Ligatur unter der Struktur zu liegen kommt. Sie wird dann mit der Hand geknotet.

Häufig wird der Dechamps in Kombination mit einer Hohlsonde oder Rinne angewendet. Dazu wird die Sonde unter das zu ligierende Gewebe geschoben und die Hohlrinne dient als Führung für den Deschamps. Dabei schützt sie die darunter liegenden Strukturen (Blutgefäße, Nerven etc.) vor Verletzungen. Der Deschamps wird rechts und links des zu unterbindenden Gefäßes mit einem Faden über die Hohlrinne unter das Gefäß geschoben und dieses dann distal und proximal unterbunden. Auf der liegenden Hohlrinne kann das Gefäß dann mit einer Präparierschere oder einem Skalpell durchtrennt werden, dabei schont die Rinne das darunter liegende Gewebe. Diese Hohlrinnen gibt es nach **Kocher** (Abb. 3.76), **Kirschner** und nach **Payr** (Abb. 3.77).

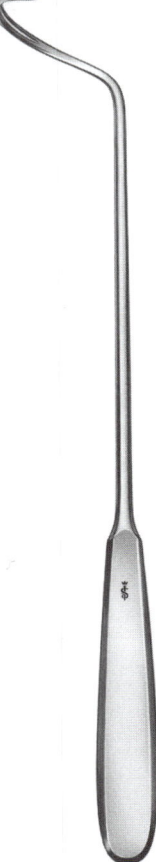

Abb. 3.75 Deschamps. (Fa. Aesculap AG, mit freundl. Genehmigung)

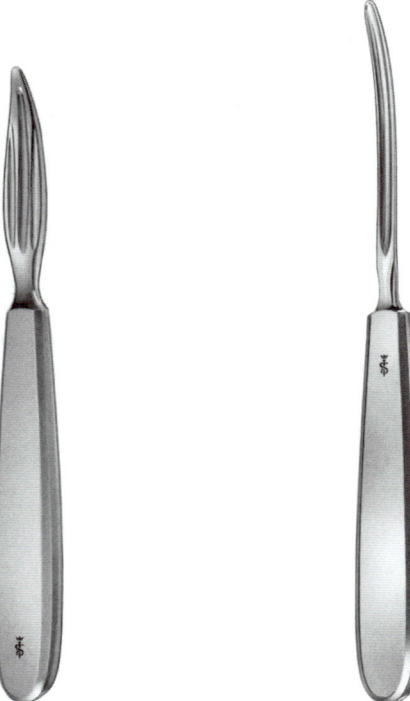

◻ **Abb. 3.76 Kocher-Rinne.** (Fa. Aesculap AG, mit freundl. Genehmigung)

◻ **Abb. 3.77 Payr-Sonde.** (Fa. Aesculap AG, mit freundl. Genehmigung)

In der Traumatologie wird ein ähnliches Instrument angewendet, um Stahldraht für eine Cerclage um einen Knochen herumzuführen (▶ Abschn. 4.3), diese Unterbindungsnadel ist dem Knochen entsprechend größer.

■ **Instrumentation**

Nach dem Einfädeln und Anreichen der Hohlsonde, die waagerecht in die Hand des Operateurs gelegt wird, wird der Deschamps diagonal so angereicht, dass das Instrument an der Biegung unter dem Öhr gefasst wird und somit auch beide Ligaturenden gegriffen werden, damit sie nicht auf dem Weg zur Hohlrinne aus dem Deschamps gleiten. Während der Assistent den angereichten Faden knotet, erhält der Operateur eine weitere in die Unterbindungsnadel eingefädelte Ligatur. Nach dem Legen und Knoten beider Fäden wird eine Schere oder ein Skalpell angereicht. Das Gewebe wird in der Führung der Sonde durchtrennt, danach werden die Ligaturen abgeschnitten.

Es sollten immer zwei Deschamps vorbereitet sein, da das Einfädeln Zeit benötigt. Die Reihenfolge des Anreichens und des Abnehmens kann variieren, da manchmal eine Unterbindung ausreicht. Zu bedenken ist, dass das Körpergewebe mit einer anderen Schere durchtrennt werden sollte, als für das Abschneiden der Ligaturen benötigt wird.

Spezialinstrumente

Margret Liehn, Hannelore Schlautmann

4.1   Abdominalchirurgie   – 59

4.1.1   Bauch   – 59

4.1.2   Ösophagus   – 61

4.1.3   Magen   – 62

4.1.4   Darm   – 64

4.1.5   Milz   – 66

4.1.6   Leber/Galle   – 66

4.1.7   Pankreas   – 67

4.1.8   Klammernahtinstrumente (Stapler)   – 67

4.2   MIC-Instrumente   – 71

4.2.1   Trokare   – 71

4.2.2   Optik   – 72

4.3   Knocheninstrumente   – 79

4.3.1   Raspatorium   – 80

4.3.2   Elevatorium und Knochenhebel   – 82

4.3.3   Einzinker-Haken   – 82

4.3.4   Zahnarzthäkchen/Scharfer Löffel   – 83

4.3.5   Meißel und Hammer   – 84

4.3.6   Knochenzangen, Repositionszangen   – 87

4.3.7   Bohrsysteme   – 92

4.4   Gynäkologische Instrumente   – 96

4.4.1   Spekula   – 97

4.4.2   Dilatatoren   – 99

4.4.3   Küretten   – 101

4.4.4   Fasszangen   – 103

4.4.5   Schere   – 105

4.4.6   Gynäkologische Spezialinstrumente   – 105

M. Liehn, H. Schlautmann (Hrsg), *1×1 der chirurgischen Instrumente*,
DOI 10.1007/978-3-642-34306-3_4, © Springer-Verlag Berlin Heidelberg 2013

4.5   Urologische Instrumente   – 107

4.5.1   TUR-Instrumente   – 107

4.5.2   Prostata und Blase   – 109

4.5.3   Nieren   – 109

4.6   Gefäßchirurgische Instrumente   – 111

4.6.1   Gefäßklemmen   – 111

4.6.2   Dissektoren   – 114

4.6.3   Scheren   – 114

4.6.4   Nerven- und Gefäßhäkchen   – 114

4.6.5   Tunnelator   – 116

4.7   Mikroinstrumente   – 116

4.7.1   Beispiele   – 117

4.7.2   Umgang   – 118

Zusätzlich zu den immer benötigten Grundinstrumenten hält jede chirurgische Disziplin ihre eigenen Spezialinstrumente vor. Im Folgenden werden einige wenige vorgestellt und erklärt. Auch hier kann kein Anspruch auf Vollständigkeit erhoben werden, hat doch jeder Operateur eigene Vorlieben, eigene Vorstellungen von Instrumenten und Wichtigkeit.

Jede OP-Pflegekraft ist gehalten, die in ihrer Einheit benutzten Instrumente zu kennen, ggfs. im Instrumentenkatalog nachzuschlagen und das Handling zu erlernen.

4.1   Abdominalchirurgie

Margret Liehn

Um in der Bauchhöhle operieren zu können, müssen die Instrumente in der Länge und der Form der Tiefe des Situs entsprechen. Alle Regeln, die im Kapitel Grundinstrumentarium angesprochen wurden, gelten auch hier, die benannten Instrumente sind identisch, jedoch haben sie durch die angepasste Länge ein anderes Gewicht, was anfangs zu bedenken ist, die Instrumentation bleibt gleich.

Im Folgenden werden beispielhaft, den Bauchorganen zugeordnet, einige Spezialinstrumente vorgestellt.

4.1.1   Bauch

Nach der Eröffnung des Peritoneums ist es obsolet, scharfe Instrumente zu benutzen, die intraperitoneal liegende Organe verletzen könnten. So werden scharfe Haken auf den Beistelltisch gelegt, in vielen Abteilungen werden auch die chirurgischen Pinzetten beiseitegelegt, da in der Regel mit anatomischen oder atraumatischen Pinzetten weitergearbeitet wird.

Um eine ausgiebige Exploration zu ermöglichen, hebt der Assistent die Bauchdecken mit runden Haken soweit an und hält sie beiseite, dass der Operateur den Situs ertasten kann (◘ Abb. 4.1).

Um die Leber atraumatisch beiseite halten zu können, werden sog. Leberhaken eingesetzt, die es in verschiedenen Längen gibt (◘ Abb. 4.2). Um das Organ zu schonen, wird ein gefaltetes, feuchtes Bauchtuch darunter gelegt.

Um Darmschlingen beiseite zu halten und zu schonen, werden Darmspatel benutzt (◘ Abb. 4.3), die feucht angereicht werden. Manche dieser Spatel sind aus biegbarem Material und werden manuell dem Situs angepasst. Teilweise haben sie eine geriefelte Auflagefläche, um dem Haken Halt zu geben.

Im kleinen Becken wird ein besonderer Winkel benötigt und fester Halt für den Assistenten. Dazu ist am Griff häufig ein Horn angebracht, der beim Ziehen als Widerlager für die Hand des Assistenten dient (◘ Abb. 4.4, ◘ Abb. 4.5).

4

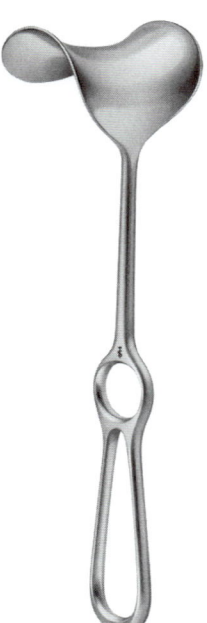

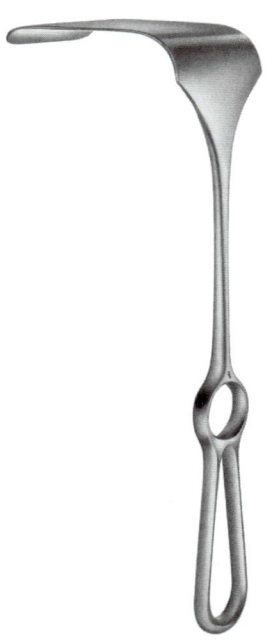

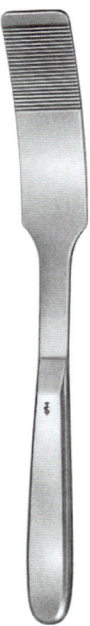

◘ **Abb. 4.1 Bauchdeckenhaken nach Fritsch.** (Fa. Aesculap AG, mit freundl. Genehmigung)

◘ **Abb. 4.2 Leberhaken nach Mikulicz.** (Fa. Aesculap AG, mit freundl. Genehmigung)

◘ **Abb. 4.3 Darmspatel nach Kader.** (Fa. Aesculap AG, mit freundl. Genehmigung)

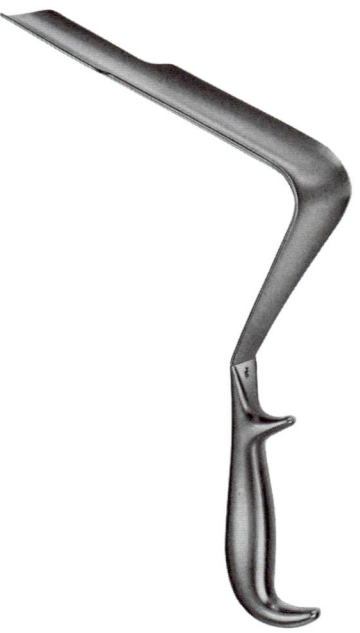

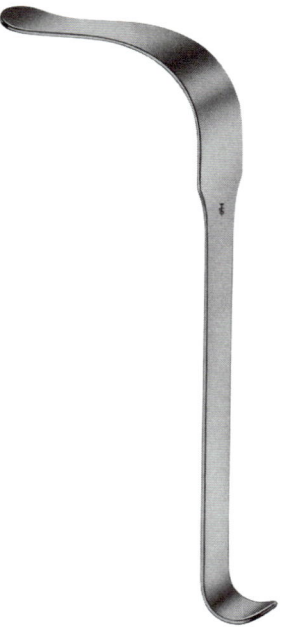

◘ **Abb. 4.4 Pelvishaken nach St. Marks.** (Fa. Aesculap AG, mit freundl. Genehmigung)

◘ **Abb. 4.5 Wundhaken nach Körte.** (Fa. Aesculap AG, mit freundl. Genehmigung)

Gleichwertige Haken gibt es nach **Deaver**, **Tuffier**, **Doyen** oder **Reverdin**, die hier nicht abgebildet sind.

- ### Instrumentation

Haken werden von oben gefasst und waagerecht angereicht, dabei zeigt das Blatt zum Patienten, der Griff zum Operateur (alternativ zum Assistenten). Die Haken können ebenfalls am Blatt gefasst und dann waagerecht angereicht werden.

Verbleiben Wundhaken länger im Situs, muss vermieden werden, dass sie mit dem zurückgehaltenen Organ verkleben. Dazu werden sie feucht angereicht und bei Bedarf wird ein gefaltetes feuchtes Bauchtuch zwischen das Gewebe und den Haken gelegt. Dazu empfiehlt es sich, nur den Bereich des Bauchtuchs anzufeuchten, der mit dem Organ Kontakt hat.

Haken werden meist paarweise vorbereitet. Intraoperativ wird häufiger ein Wechsel der Wundhaken vorgenommen, um jederzeit dem Stadium der Operation Rechnung tragen zu können. Dann wird mit einer Hand der gebrauchte Haken abgenommen, während mit der anderen Hand der gewünschte Haken angereicht wird.

4.1.2 Ösophagus

Bei Ösophagusoperationen ist zu bedenken, dass nicht viel Zug auf das Organ ausgeübt wird, um nicht die ohnehin geringe Durchblutung zu minimieren. In der Regel wird der Ösophagus vor der Präparation angezügelt. Dazu wird mit einer gebogenen Präparationsklemme (z. B. nach Overholt, ▶ Kap. 3, ◘ Abb. 3.41) die Speiseröhre unterfahren, der Overholt im Maul gespreizt. Zwischen den Maulenden wird ein angefeuchteter Gummizügel gelegt und unter dem Organ durchgezogen. Die beiden Enden des Gummizügels werden mit einer Kocherklemme armiert, sodass dosierter Zug auf das Organ ausgeübt werden kann.

Soll der Ösophagus abgesetzt werden, kommt häufig eine abgewinkelte Klemme zum Einsatz, die angesetzt wird und durch ihren Winkel trotzdem die Durchtrennung ermöglicht, ohne zu viel Raum zu beanspruchen. Diese Klemme muss eine atraumatische Riefelung haben, da der abgeklemmte Bereich für die Anastomose benötigt wird. Der Ösophagus muss fest angeklemmt werden, da sich durch den Muskelzug der verbleibende Rest stark zusammenzieht.

Diese Art der Klemme wird auch für die Rektumamputation benutzt, deshalb heißen sie auch Rektumklemmen (◘ Abb. 4.6). Wichtig ist ein ca. 90°-Winkel, der das Arbeiten erleichtert.

Alternative Klemmen sind die nach **Götze**, **Morris** oder **Resano**, die hier nicht abgebildet werden.

- ### Instrumentation

Die Klemme wird geschlossen angereicht. Sie wird an ihrem Arbeitsteil gefasst und mit dem einsehbaren Winkel angereicht. Der Opera-

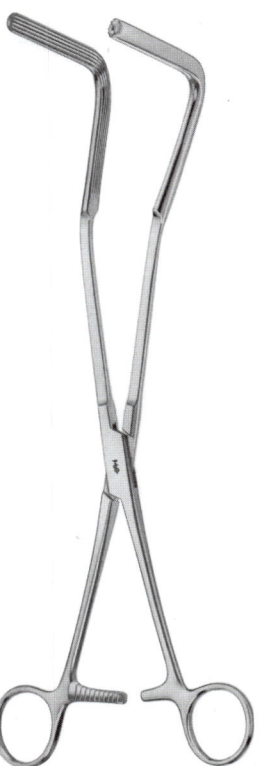

◘ **Abb. 4.6** Rektumklemme nach **Lloyd-Davis.** (Fa. Aesculap AG, mit freundl. Genehmigung)

4

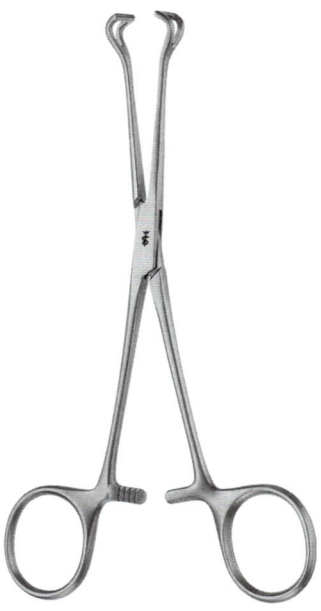
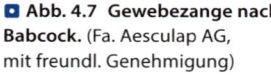
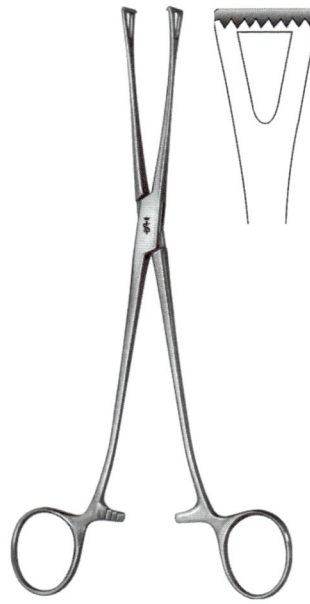

◘ **Abb. 4.7 Gewebezange nach Babcock.** (Fa. Aesculap AG, mit freundl. Genehmigung)

◘ **Abb. 4.8 Gewebezange nach Lockwood.** (Fa. Aesculap AG, mit freundl. Genehmigung)

teur greift in die Ringe und kann so die Klemme sofort platzieren. Im Anschluss wird das Organ durchtrennt, entweder mit einem Skalpell oder einer Schere, die sofort im Anschluss angereicht wird.

4.1.3 Magen

Offen durchgeführte Magenoperationen werden immer seltener, da die konservativen wie auch die endoskopischen Therapien gute Erfolge erzielen. Einige Instrumente sind trotzdem zu benennen.

Um den Magen anzuklemmen, werden Organfasszangen (▸ Abschn. 3.1.5) angewendet. Da die Muskulatur sehr stark ausgeprägt ist, muss diese Klemme entsprechend greifen können. Die Gewebezange nach **Babcock** hat eine atraumatische Riefelung und ist im Maulteil gebogen, um Platz für die Magenwand zu bieten (◘ Abb. 4.7). Auch die Gewebezange nach **Lockwood** ist hier einsetzbar, durch ihre leichte Zahnung greift sie fest und rutscht nicht von der muskulösen Magenwand ab (◘ Abb. 4.8).

Zum Absetzen des Magens kommen in der Regel Klammernahtinstrumente zur Anwendung (▸ Abschn. 4.1.8). Aber auch Klemmen stehen zur Verfügung. Dabei ist zu bedenken, dass an das Resektat eine harte Klemme angebracht wird (z. B. Darmklemme nach **Hartmann**, ◘ Abb. 4.9, ◘ Abb. 4.10) und an den Anteil des Magens, der anastomosiert werden soll, eine weiche, atraumatische federnd schließende

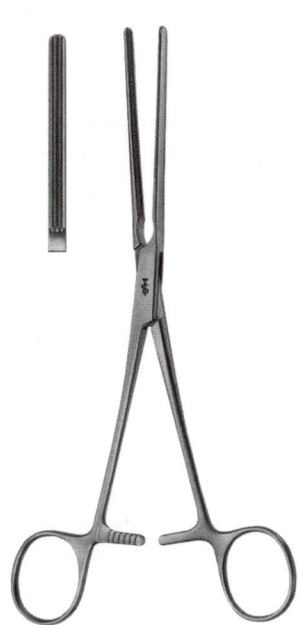

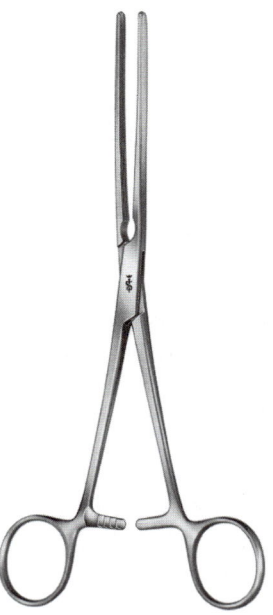

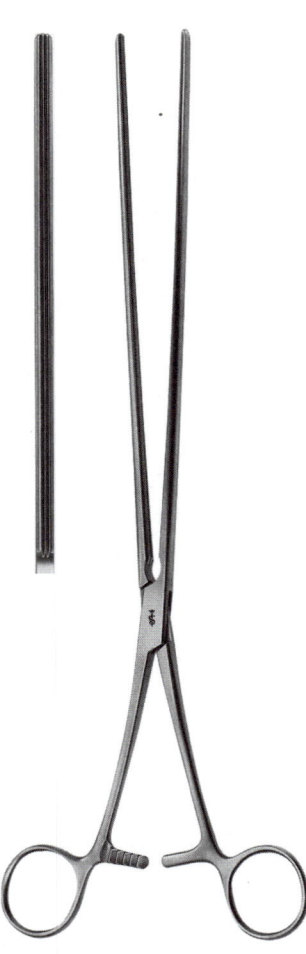

◻ **Abb. 4.9 Darmklemme nach Hartmann.** (Fa. Aesculap AG, mit freundl. Genehmigung)

◻ **Abb. 4.10 Darmklemme nach Kocher.** (Fa. Aesculap AG, mit freundl. Genehmigung)

◻ **Abb. 4.11 Magenklemme nach Scudder.** (Fa. Aesculap AG, mit freundl. Genehmigung)

Klemme, die die magenwandversorgenden Gefäße nicht zerstört (◻ Abb. 4.11).

Vergleichbare Klemmen werden angeboten nach **Mayo**, **Moynihan** oder **Doyen**, sie werden hier nicht abgebildet.

▪ Instrumentation

Alle Hinweise, die für Organfasszangen gegeben wurden (▶ Abschn. 3.1.5) gelten auch für die Gewebeklemmen nach **Lockwood** oder **Babcock**.

Bei der Instrumentation einer Magenresektion muss der Instrumentant erkennen, welche Klemme gefordert ist, ob eine harte oder eine weiche Klemme angesetzt werden muss. Die Klemme wird jeweils am Maulteil gegriffen und geschlossen angereicht. Dabei wird das In-

4

strument diagonal so gehalten, das das Maul zum Magen zeigt, wenn der Operateur in die Ringe greift.

Vielfach werden an der Anastomosenlinie Haltefäden vorgelegt, die als Ecknähte weiterbenutzt werden können. Diese Haltefäden werden gelegt und mit einer **Mosquito**-Klemme armiert. Soll der Faden als Ecknaht zur Verfügung stehen, bleibt die Nadel am Faden, ansonsten wird sie entfernt.

Vor der Durchtrennung wird der Magen mit feuchten Bauchtüchern umlegt, um bei der Durchtrennung eine mögliche Kontamination des Bauchraums mit ggfs. austretendem Mageninhalt zu vermeiden. Nach dem Ansetzen der Klemmen wird der Magen durchtrennt. Hier kann ein Skalpell genutzt werden, manche Chirurgen bevorzugen eine Schere, aber auch die Anwendung eines monopolaren Messers ist möglich. Bei der Anwendung von Klammernahtinstrumenten kann die Umlegung entfallen, da die Klammern den Magen verschließen.

4.1.4 Darm

Für Darmresektionen gelten die gleichen Richtlinien wie für die Magenresektionen. Die Darmserosa muss während der gesamten Operation feucht gehalten werden, dazu werden körperwarme feuchte Bauchtücher angereicht.

Darmklemmen werden auch in harte und weiche Klemmen unterschieden, wobei zu beachten ist, dass an das Resektat harte Klemmen angesetzt werden und an dem zu anastomosierenden Anteil weiche, federnde Klemmen benötigt werden, um eine gute Durchblutung der Anastomose zu gewährleisten. Der Darm wird zwischen den Klemmen mit einem Skalpell oder einer Schere durchtrennt. Zum Schutz des umliegenden Gewebes werden feuchte Bauchtücher um den Darm gelegt, um bei ggfs. austretendem Darminhalt die Umgebung vor Kontamination zu schützen.

Neben den Darmklemmen nach **Kocher** oder **Hartmann** (◻ Abb. 4.9, ◻ Abb. 4.10) kommt hier die **Satinsky**-Klemme, ▶ Kap. 3, ◻ Abb. 3.40) sowie eine 90°-Klemme zur Anwendung. Die weichen Darmklemmen (z. B. nach **Kocher**) werden zusätzlich häufig zum Schutz der Serosa mit einem Baumwollschlauch überzogen. Dann ist es auf jeden Fall erforderlich, die Klemmen vor der Anwendung anzufeuchten.

Da im Rahmen der **Fast-track-Chirurgie** nicht immer der Darm der Patienten durch ortho- und/oder retrograde Spülungen gesäubert ist, legen viele Chirurgen Wert darauf, die Darmenden nach der Resektion und vor der Anastomose mit einem in Desinfektionsmittel getränktem Stieltupfer zu reinigen. Hier kommt keinesfalls ein alkoholisches Präparat zur Anwendung, sondern in der Regel ein jodhaltiges Desinfektionsmittel.

In der Rektumchirurgie ist zu bedenken, dass im kleinen Becken die Möglichkeiten der Instrumentenbewegungen eingeschränkt sind und deshalb sehr lange Hakensysteme und bei Bedarf auch lange Prä-

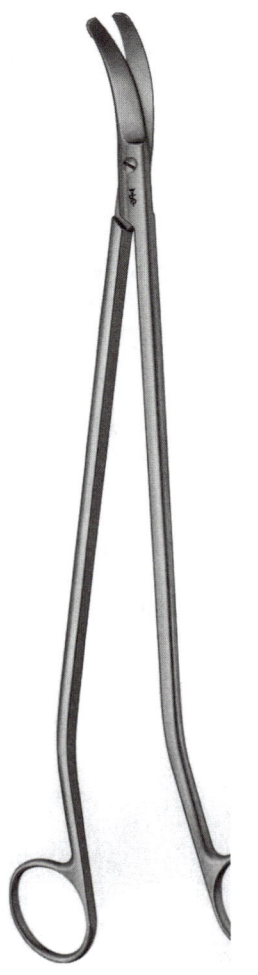

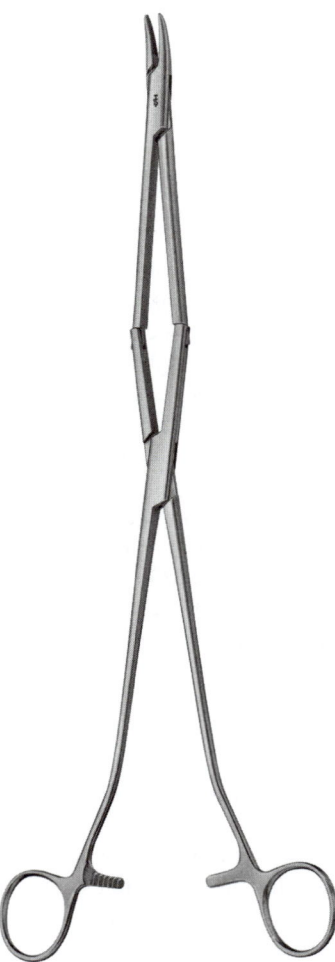

☐ **Abb. 4.12 Rektumschere nach Müller, S-förmig.** (Fa. Aesculap AG, mit freundl. Genehmigung)

☐ **Abb. 4.13 Nadelhalter nach Müller.** (Fa. Aesculap AG, mit freundl. Genehmigung)

parierinstrumente vorgehalten werden müssen, teilweise mit mehrfachen Biegungen in den Branchen. Um problemlos präparieren zu können, sind die Schere (☐ Abb. 4.12) und auch der Nadelhalter (☐ Abb. 4.13) ggfs. im Maul oder auch im Griff stark gebogen oder haben ein zusätzliches Gelenk.

▪ **Instrumentation**

Für die Anwendung der Darmklemmen gelten alle schon angesprochenen Kriterien. Der Instrumentant kennt den Ablauf, die Namen der Instrumente und die Reihenfolge des anzureichenden Materials. Im Zweifelsfall werden die Instrumente vor dem Gebrauch angefeuchtet.

Bei zusätzlich abgebogenem Maul oder S-förmigem Griff muss die Biegung des Mauls bei der Anwendung der Form des Organs folgen. Zur Abdeckung zum Schutz der feuchten Schleimhäute wird körperwarme Spüllösung vorgehalten.

4.1.5 Milz

Die Entfernung der Milz kommt nur noch in Frage, wenn alle anderen Therapiemöglichkeiten scheiterten oder im Falle eines Traumas eine Milzerhaltung nicht möglich ist. Dann werden Klemmen für den Milzhilus benötigt, die durch ihre Krümmung nicht die Sicht auf den Situs verstellen, z. B. die **Satinsky**-Klemme (▶ Kap. 3, ◘ Abb. 3.40). Zu bedenken ist, dass das Organ sehr stark blutet, wenn es verletzt ist, sodass die Instrumentation zügig ablaufen muss und der Sauger funktionsfähig sein muss.

Bei Erhaltung des Organs trotz Einriss und Blutung müssen Blutstillungsmöglichkeiten bereitgehalten werden, wie z. B. kontaktfreie Koagulation, Fibrinkleber, Organtaschen (Netze) aus resorbierbarem oder teilresorbierbarem Material und/oder die Möglichkeit der Infrarotkoagulation.

4.1.6 Leber/Galle

Die Entfernung der Gallenblase erfolgt standardisiert über einen minimal invasiven Zugang (▶ Abschn. 4.2). In Ausnahmefällen muss auf die konventionelle Methode konvertiert werden, dann müssen besondere Instrumente bereitgehalten werden.

Neben den Leberhaken und ggfs. einem Darmspatel (◘ Abb. 4.3) müssen eine Gallenblasenfasszange (▶ Kap. 3, ◘ Abb. 3.46), eine Präparierschere sowie eine längere anatomische Pinzette und Ligaturklemmen nach **Overholt** vorgehalten werden. Muss der Ductus choledochus revidiert werden, wird ein Stichskalpell benötigt und eine gewinkelte Schere (z. B. nach **Potts de Martell**, ▶ Kap. 3, ◘ Abb. 3.27) um die Stichinzision zu erweitern.

Zum Entfernen von ggfs. vorhandenen Steinen gibt es verschiedene Möglichkeiten. Über einen Fogartykatheter können Steine entfernt werden, aber auch biegbare Löffel (nach **Körte**) oder Steinfasszangen können hilfreich sein (◘ Abb. 4.14). Diese haben keine Arretierung, damit Steine unterschiedlichen Kalibers gegriffen und aus dem Gang entfernt werden können.

Instrumente zur Erweiterung der Papilla Vateri (Dilatatoren) oder zum Anlegen einer T-Drainage in den Ductus choledochus (T-Drainage, gerade Schere, dünnes Nahtmaterial) kommen nur noch sehr selten zur Anwendung. Einer Operation an der Leber liegt in der Viszeralchirurgie zumeist eine Metastase oder ein traumatisches Ereignis mit Ruptur und Blutung zugrunde.

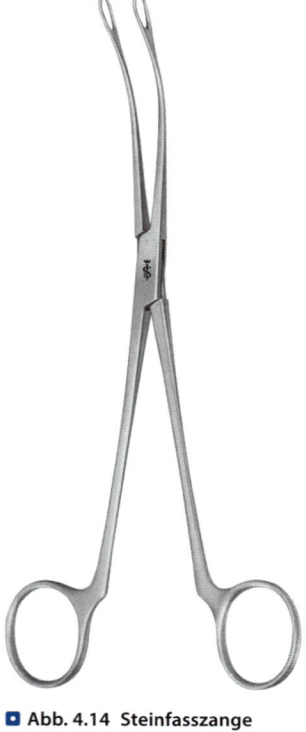

◘ **Abb. 4.14 Steinfasszange nach Blake.** (Fa. Aesculap AG, mit freundl. Genehmigung)

Daraus resultiert, dass neben dem Grundinstrumentarium (▶ Kap. 3) Haken und Haltesysteme vorgehalten werden, die dem Körperbau des Patienten in ihrer Länge entsprechen. Da bei Traumata mit großen Blutungen zu rechnen ist, müssen ausreichend Textilien und körperwarme Spüllösung bereitgehalten werden. Zu den langen Leberhaken und einem Haltesystem kommen Möglichkeiten der Blutstillung (▶ Abschn. 4.1.5) in Frage, bei einer Teilresektion wird in der Regel ein Stapler angewendet werden (▶ Abschn. 4.1.8).

▪ Instrumentation

Für alle vorgenannten Instrumente gelten die schon besprochenen Regeln. Der Instrumentant kennt die Indikation und kann dementsprechend die Instrumente standardisiert vorbereiten. Bei traumatischen Rupturen muss mindestens ein Sauger bereitgehalten werden, genügend Bauchtücher und ausreichend Spülflüssigkeit. Manchmal wird die Blutstillung passager über ein »packing« erreicht, dann werden feuchtwarme Textilien für ca. 24 Stunden auf die Ruptur gelegt, um durch Kompression eine Blutstillung zu erreichen. Dabei ist auf die Dokumentation der absichtlich im Patienten verbleibenden Textilien zu achten.

Koagulation, mono- oder bipolar, wie auch kontaktfreie Argonkoagulation ist möglich, des Weiteren kann ein resorbierbares Netz zur Kompression angebracht werden. Ggfs. wird über das Ligamentum hepatoduodenale ein Tourniquét angelegt, um die Blutzufuhr gezielt zu drosseln (Pringle-Manöver). Dazu wird ein kräftiges Band um das Ligament geführt, über beide Enden des Bandes ein kurzes (1–1,5 cm) Gummiröhrchen gezogen und darüber eine Klemme angelegt, die das Gummiröhrchen in der Position hält. Je nach Erfordernis kann darüber eine Kompression des Gefäßes erreicht werden und die Blutzufuhr gezielt vermindert werden. Auch eine **Satinsky**-Klemme kann für das Pringle-Manöver angewendet werden.

4.1.7 Pankreas

Für Operationen am Pankreas werden Grund- und Laparotomieinstrumente benötigt. Zu bedenken ist, dass der Pankreassaft aggressiv ist, deshalb muss das umgebende Gewebe mit feuchten Bauchtüchern geschützt werden. Bei geplanter Resektion können Klammernahtinstrumente eingesetzt werden.

4.1.8 Klammernahtinstrumente (Stapler)

Aus der Abdominalchirurgie ist der Einsatz von Klammernahtinstrumenten nicht mehr wegzudenken, da die Klammernähte viele Vorteile haben und die Rekonvaleszenz der Patienten z. B. nach Darmresektionen verkürzt wird. Der Druck auf die Darmwand wie auch die

4

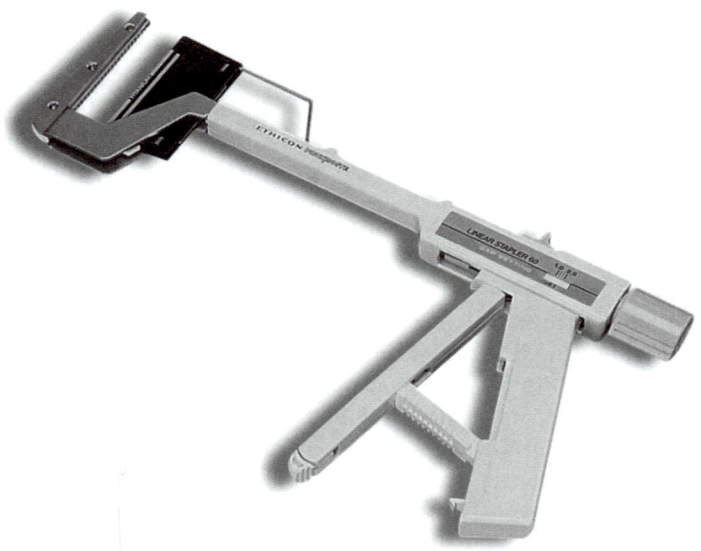

◘ **Abb. 4.15 Linearer Stapler.** (Fa. Ethicon, mit freundl. Genehmigung)

Durchblutungssituation der Wände ist konstant zuverlässig. Die Anastomosen gelten als gas- und wasserdicht.

Die meisten Firmen bieten die Stapler als Einweginstrumente an. Es gibt verschiedene Gerätetypen, deren Klammermagazine bei Bedarf nachgeladen werden können. Je nach Anwendungsgebiet werden 30, 60 oder 90 mm lange Magazine verwendet. Die Klammern bestehen aus Titan oder aus resorbierbarem Material. Im Magazin haben die Klammern eine U-Form und nach Auslösen des Klammernahtmechanismus werden sie zu einem liegenden »B« geformt. Durch diese Form ist die Durchblutung der Darmwände gewährleistet. Fast alle Staplermodelle werden auch für die endoskopische Anwendung hergestellt.

Es werden derzeit drei Gerätetypen unterschieden:
1. Lineare Stapler (◘ Abb. 4.15)
   - Linear (linea: Linie) heißt gerade, staple (engl.) bedeutet Klammer. Ein lineares Klammernahtgerät setzt in gerader Linie Klammern und verschließt so ein Hohlorgan. Dabei kann der Schaft des Instruments gerade, gebogen oder abwinkelbar sein, der Arbeitsteil, in dem das Klammermagazin sich befindet, ist gerade und setzt mindestens zwei Reihen Klammern parallel, die das Gewebe luft- und wasserdicht verschließen.
2. Lineare Cutter (◘ Abb. 4.16)
   - (engl. cut: schneiden) Diese Instrumente dienen dem Verschluss und der gleichzeitigen Durchtrennung einer Darmschlinge. Dadurch ist die Anlage einer Seit-zu-Seit-Anastomose möglich. Das Instrument klammert mit mindestens zwei parallel liegenden Klammerreihen und durchtrennt in

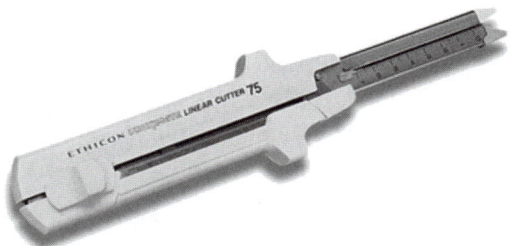

☐ **Abb. 4.16 Linearer Cutter.** (Fa. Ethicon, mit freundl. Genehmigung)

einem zweiten Arbeitsgang mit einem integrierten Messer das Gewebe.
— Die Stapler sind je nach Anwendungsgebiet zwischen 50 und 100 mm lang und je nach zu klammerndem Gewebe wird die Klammerlänge zwischen 2,5–4,8 mm ausgewählt.
3. Zirkuläre Stapler (☐ Abb. 4.17)
— (zirkulär: kreisförmig) Diese Instrumente dienen der Anlage einer End-zu-End-Anastomose, indem sie zwei Lumina klammern und die Klammerränder durch ein integriertes Messer exzidieren. Diese exzidierten Ringe müssen auf Vollständigkeit und Unversehrtheit geprüft werden, um Rückschlüsse auf die Qualität der Anastomose ziehen zu können. Gleichzeitig können diese Ringe histologisch untersucht werden, um Auskunft zu geben, ob die Resektionsränder tumorfrei sind.
— Dadurch, dass der Instrumentenkopf abnehmbar ist, kann intraoperativ die Anastomosenanlage erleichtert werden, z. B. kann so eine sehr tiefe Rektumanastomose durch Einknoten des Instrumentenkopfs in das Sigma und Einführen des Staplers über den Anus angelegt werden. Der Instrumentenschaft ist unterschiedlich ausgeprägt gebogen oder gerade. Die gebogenen lassen sich leichter einführen und gewährleisten eine bessere Übersicht. Das Ausmaß des Instrumentenkopfs bestimmt den Durchmesser der Anastomose (21–33 mm), die Klammern haben alle eine Länge von 5,5 mm.

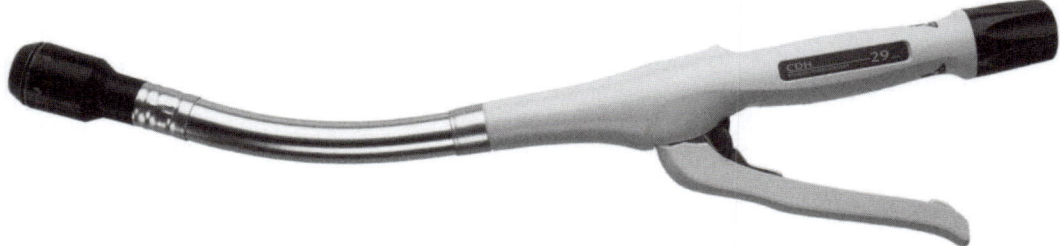

☐ **Abb. 4.17 Zirkulärer Stapler.** (Fa. Ethicon, mit freundl. Genehmigung)

4

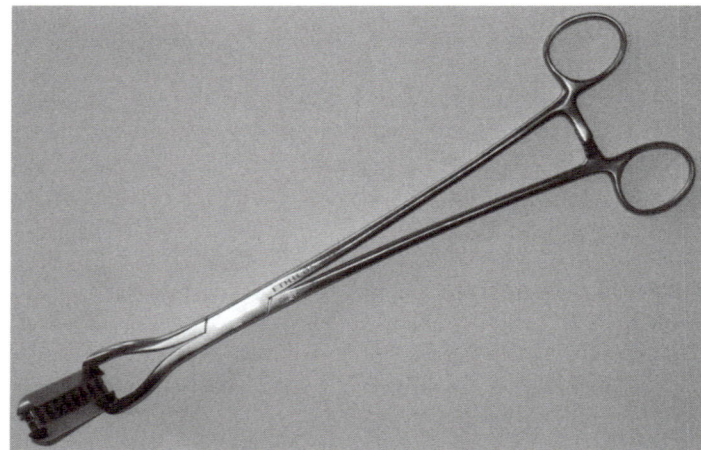

▪ Abb. 4.18 Tabakbeutelklemme. (Fa. Ethicon, mit freundl. Genehmigung)

— Bei den unterschiedlichen angebotenen Instrumenten kann teilweise der Verschlussdruck der Klammern manuell geregelt werden, sodass die Form des liegenden »B« variieren kann und das Gewebetrauma individuell beeinflusst werden kann.
— Für die Anlage einer Anastomose mit dem Zirkulärstapler werden Tabakbeutelnähte benötigt, die das Einknüpfen des Instrumentenkopfs ermöglichen. Durch die Anlage einer Tabakbeutelklemme (▪ Abb. 4.18) ist die korrekte Anlage dieser Naht möglich.

▪ Instrumentation

Jeder Instrumentant kennt die in seiner OP-Einheit verwendeten Klammernahtinstrumente und die vorgehaltenen Magazine. Es ist wichtig, die Instrumente vor dem Anreichen einsatzbereit zu machen, indem der Schutz entfernt und das Instrument ggfs. mit dem gewünschten Klammermagazin bestückt wird. Da die Instrumente häufig erst direkt vor der Benutzung vom Springer bereitgestellt werden, um ein unnötiges Öffnen der teuren Instrumente zu vermeiden, muss die Vorbereitung schnell gehen und dementsprechend bekannt sein.

Die Stapler werden am Magazin gefasst und mit dem Griff so angereicht, dass der Operateur an die Auslösegriffe fassen kann und der Instrumentenkopf auf das Operationsgebiet zeigt. Bei geplanter Analanastomose sollten Gleitgel, Darmrohr und bei Bedarf gefärbte Spüllösung bereitstehen.

4.2   MIC-Instrumente

Margret Liehn

Operationen mit minimal invasivem Zugang sind in jeder operativen Disziplin zu erwarten. Das technische Equipment steht in der Regel auf einem Videowagen bereit, jeder Mitarbeiter im OP kennt die Geräte, ihre Funktionsweise und ihre häufigsten Fehlerquellen. Die Operation wird vom gesamten Team auf einem oder besser mehreren Bildschirmen verfolgt, die Positionierung dieser Monitore muss den ergonomischen Ansprüchen des gesamten Teams entsprechen. Gemäß MPG (Medizinproduktegesetz) ist jeder Mitarbeiter eingewiesen, diese technischen Geräte zu bedienen und alle Schläuche und Kabel, die vom Patienten zum Turm führen, korrekt anschließen zu können.

Die Zugänge zum Erfolgsorgan werden über Trokare gelegt, mittels einer an ein Kaltlicht angeschlossenen Optik werden tageslichtähnliche Verhältnisse geschaffen. Um Platz im Intraperitonealraum zu erhalten, wird angewärmtes Kohlendioxid (CO_2) insuffliert, das den Bauchraum aufbläht und so Arbeitsraum schafft. Die Insufflationsgeräte zeigen den Druck an, der im Intraperitonealraum herrscht, wie auch die Menge, die eingefüllt wird. Die Insufflationsgeschwindigkeit wird über den »flow« am Insufflator eingestellt.

4.2.1   Trokare

Der Trokar bietet den Zugang zum Operationsgebiet. Über ihn werden Instrumente und Optik eingeführt. Es gibt sie als Einweg- wie auch als Mehrweginstrument. Sie haben ein **Mandrin** oder auch **Obturator** genannt, der den Innenraum des Instruments während des Einführens füllt (■ Abb. 4.19). Mandrins gibt es spitz und stumpf. Spitz, um die Gewebeschichten perforieren zu können, stumpf, wenn im Vorfeld schon offen über eine kleine Inzision der Zugang zum Intraperitonealraum geschaffen wurde. Der Obturator wird nach der

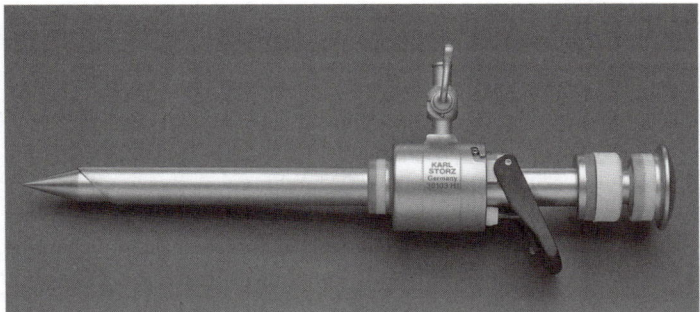

■ **Abb. 4.19 Trokar und Obturator.** (Aus: Carus [2009] Operationsatlas laparoskopische Chirurgie. Springer Berlin, Heidelberg)

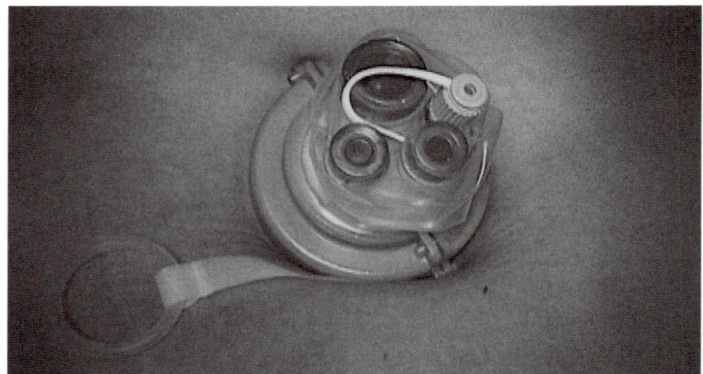

◻ **Abb. 4.20 Beispiel für einen Single Port.** (Aus: Carus [2009] Operationsatlas laparoskopische Chirurgie. Springer Berlin, Heidelberg)

Platzierung des Trokars entfernt und schafft so Platz für das geplante Instrument.

Entweder wird mit zwei bis fünf Trokaren gearbeitet oder ein einzelner am Nabel positionierter »Single Port« wird eingebracht (◻ Abb. 4.20), über den Instrumente und Optik (in der Regel drei Zugänge/ports) eingebracht werden können. Der Durchmesser der Trokare muss den benötigten Instrumenten entsprechen (5 mm, 10 mm, 12 mm), eine Möglichkeit der Insufflation bieten oder über Reduktionsmöglichkeiten das Einführen von kleiner kalibrigen Instrumenten ohne Gasverlust möglich machen.

Häufig wird der erste Trokar in halboffener Technik über eine kleine Inzision unter Sicht in den Intraperitonealraum gelegt und über diesen die Gasinsufflation vorgenommen. Diese Trokare haben eine abgerundete Spitze (**Hasson**-Trokar), um Verletzungen von Organen zu vermeiden. Für die Operation z. B. einer Leistenhernie gibt es Trokare mit Ballon, über den luftgefüllten Ballon kann eine Gewebedissektion vorgenommen werden.

4.2.2 Optik

Die Optik besteht aus dem trichterförmigen Okular mit Anschluss für das Kamerasystem, dem Anschluss für das Lichtleitkabel und dem Schaft, in dem das Linsensystem untergebracht ist (◻ Abb. 4.21). Trotz bestmöglicher Sicht sollte der Schaftdurchmesser so gering wie möglich sein, zumeist ist dies mit einem Stablinsensystem möglich, der sog. **Hopkins**-Optik. Der Durchmesser beträgt je nach Anwendung 2–3 mm (in der Kinderchirurgie), 5 mm und 10 mm.

Manchmal werden abwinkelbare Spitzen benötigt, dadurch verschlechtern sich jedoch die Sichtbedingungen. Die Blickrichtung, die die Optik ermöglicht, wird in Grad angegeben. Die 0°-Geradeausoptik

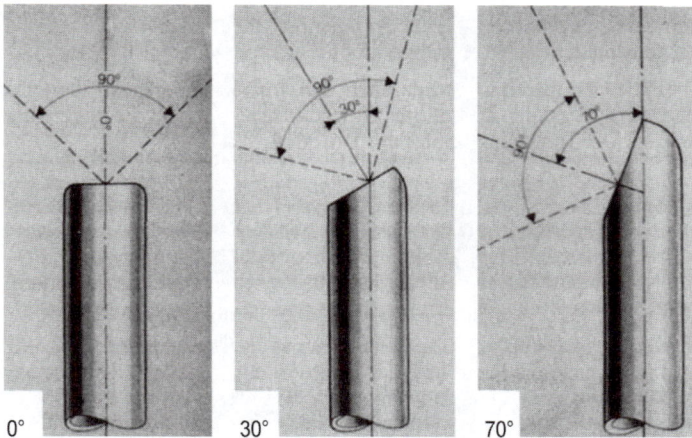

□ **Abb. 4.21 Typische Sichtebenen von Optiken mit Stablinsensystem.** Der Öffnungswinkel beträgt immer 90°, während es z. B. Modelle mit einer Sichtebene von 0°, 30° und 70° gibt. Indikationsabhängig werden unterschiedliche Winkel gewählt. (Aus: Wintermantel, Ha Suk-Woo [2009] Medizintechnik Life science engineering. Springer Berlin, Heidelberg)

ermöglicht die direkte Sicht auf ein Organ, sie kann aber nicht verdreht werden. 30°, 70° und 90°-Optiken sind sog. Winkeloptiken. Sie ermöglichen die Sicht auf Strukturen, die über eine direkte Aufsicht nicht erkennbar sind, deshalb wird ihnen in der Regel der Vorzug gegeben.

Vielfach ist in den Optiken ein CCD-Chip im distalen Ende der Optik enthalten, dadurch kann das Bild digital an den Monitor weitergeleitet werden. Das Lichtleitkabel aus Fiberglasfasern, das an die Optik angeschlossen wird, sollte ausreichend lang sein, damit der Abstand zwischen unsterilem und sterilem Bereich sichergestellt werden kann.

Der Durchmesser des Kabels trägt entscheidend zur Qualität des Bildes auf dem Monitor bei und sollte bei einer 10-mm-Optik 5 mm Durchmesser haben. Die Kamera bei der MIC ist eine aufsetzbare Chip-Kamera, die detailgenaue farblich korrekte Bilder liefert. Das Kamerasystem ist verbunden mit der Möglichkeit der digitalen Aufnahme über einen Videorekorder oder einen Videoprinter für die Erstellung von Fotos.

Instrumentarium

Das in der MIC benötigte Instrumentarium entspricht im Maul den aus der konventionellen Chirurgie bekannten Instrumenten. Da der Weg aber durch die Trokare an das Erfolgsorgan führt, müssen sie länger sein; häufig ist das Maul über ein Rädchen am Griff zu drehen. Das Instrumentarium liegt als Einweg- und als Mehrweginstrumentarium vor.

MIC-Instrumente sind ca. 30 cm lange Hohlschaftinstrumente, Mehrweginstrumente müssen für die Aufbereitung zerlegbar sein.

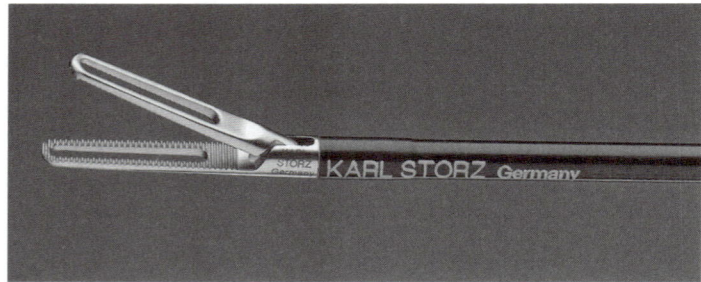

◘ **Abb. 4.22 Fasszange für die minimal invasive Chirurgie 1.** (Aus: Carus [2009] Operationsatlas laparoskopische Chirurgie. Springer Berlin, Heidelberg)

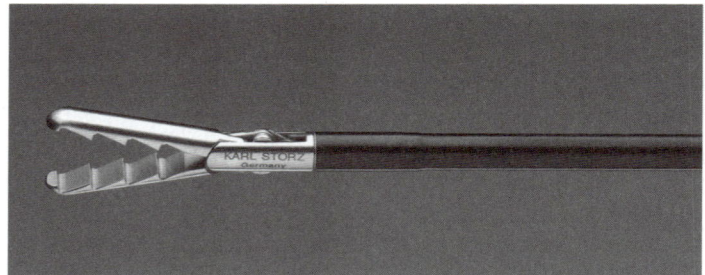

◘ **Abb. 4.23 Fasszange für die minimal invasive Chirurgie 2.** (Aus: Carus [2009] Operationsatlas laparoskopische Chirurgie. Springer Berlin, Heidelberg)

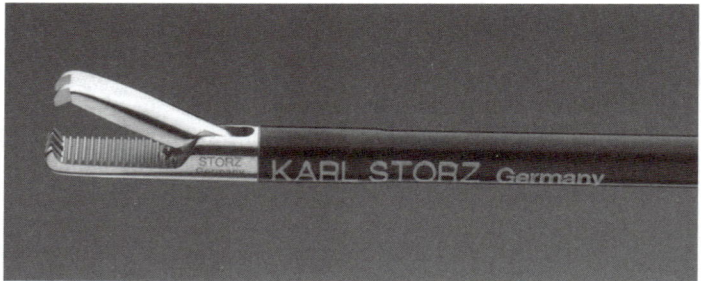

◘ **Abb. 4.24 Fasszange für die minimal invasive Chirurgie 3.** (Aus: Carus [2009] Operationsatlas laparoskopische Chirurgie. Springer Berlin, Heidelberg)

Auch hier gibt es Fasszangen, Scheren, Dissektionsinstrumente, Klemmen, Nadelhalter und HF-Elektroden für die mono- oder bipolare Koagulation, entsprechend denen aus der konventionellen Chirurgie bekannten.

Statt Pinzetten kommen Fasszangen zum Einsatz, hier gelten für die Maulform und deren Zahnung die gleichen Regeln, die schon bei konventionellen Instrumenten angesprochen wurden. Die Zange soll greifen, dabei ist zu bedenken, in wie weit das Gewebe traumatisiert oder gequetscht werden darf. Dementsprechend wird die Maulform ausgesucht (◘ Abb. 4.22, ◘ Abb. 4.23 und ◘ Abb. 4.24).

Organfasszangen haben ein etwa 30 mm langes Maulteil, das eine quere Riefelung hat, um das Fassen und Anspannen der intraabdominellen Organe zu ermöglichen. Ein Rädchen in Griffnähe ermöglicht die freie Rotation um 360° in beide Richtungen. Der Griff ist meistens arretierbar, damit sie als Haltezangen eingesetzt werden können.

Je derber das Gewebe ist, desto kräftiger muss die gewählte Zange sein. Die Benennung der Zangen richtet sich entweder nach ihrem Zweck (Lungenfasszange) oder wird analog zum konventionellen Instrument gewählt (**Babcock**-Zange). Manchmal zeigen die Namen auch die Assoziationen, die durch die Maulform entstehen (Krokodilzange). Zur Dissektion wird auch hier der Overholt angewendet.

Da in der minimal invasiven Chirurgie die Präparation häufig stumpf erfolgt, werden manche Zangen mit einem Ansatz für das Koagulationskabel geliefert, dann kann das gespreizte Gewebe im gleichen Arbeitsgang koaguliert und durchtrennt werden.

Statt Haken, die das umliegende Gewebe beiseite halten, kommen Retraktoren zum Einsatz, die mit einem oder mehreren »Haken« das jeweilige Gewebe weghalten (◘ Abb. 4.25). Sie können nach dem Einführen über den Trokar im Intraperitonealraum entfaltet werden.

Der sog. Tasthaken kann als Retraktor, aber mit einem Anschluss für Hochfrequenz oder Ultraschall auch zur Dissektion benutzt werden (◘ Abb. 4.26). Durch Applikation von monopolarem Strom kann mit dem etwa 90° abgewinkelten Häkchen an der Spitze Gewebe koaguliert und durchtrennt werden.

Die Scheren entsprechen auch den schon bekannten, am häufigsten wird die **Metzenbaum**-Schere angewendet, aber auch die sog. Hakenschere kommt zum Einsatz, die auf einem Blatt durch die Hakenform Gewebe aufladen und so gezielt schneiden kann (◘ Abb. 4.27, ◘ Abb. 4.28).

Muss genäht werden, kommen zwei Nadelhalter zum Einsatz, denn beide Enden des Fadens müssen zum Knoten gefasst werden, wenn intrakorporal geknotet werden soll. Statt des intrakorporalen Knotens kann auch extrakorporal der Knoten vorgelegt werden, der dann mit einem sog. Knotenschieber zum Knotenpunkt gebracht wird.

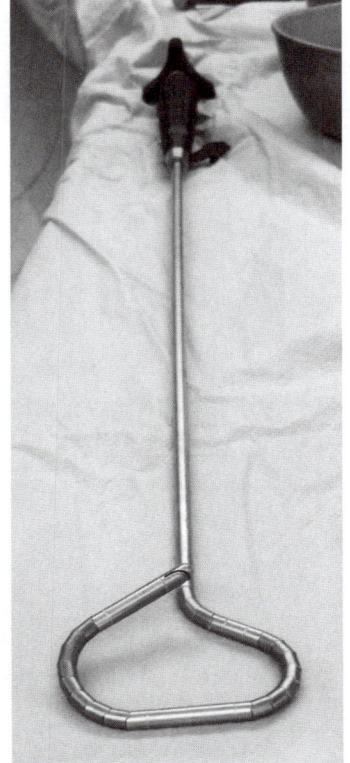

◘ **Abb. 4.25** Leberretraktor.

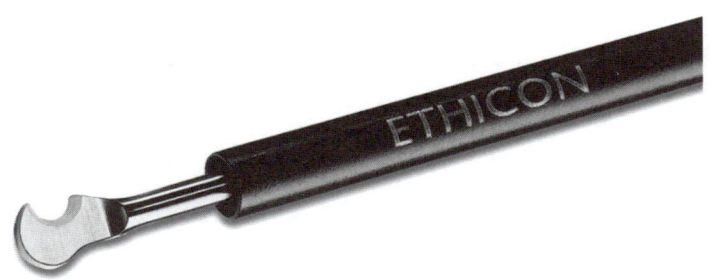

◘ **Abb. 4.26 Tasthaken für die Ultraschallpräparation.** (Aus: Carus [2009] Operationsatlas laparoskopische Chirurgie. Springer Berlin, Heidelberg)

4

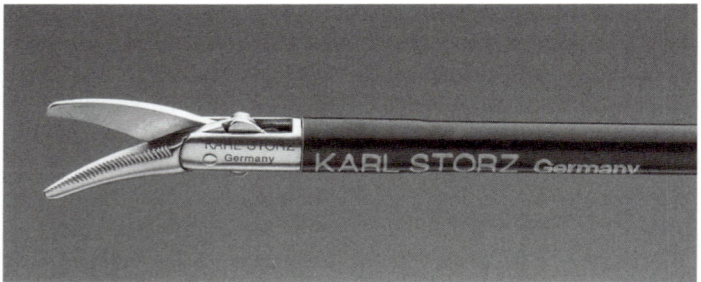

■ **Abb. 4.27 Schere für die minimal invasive Chirurgie 1.** (Aus: Carus [2009] Operationsatlas laparoskopische Chirurgie. Springer Berlin, Heidelberg)

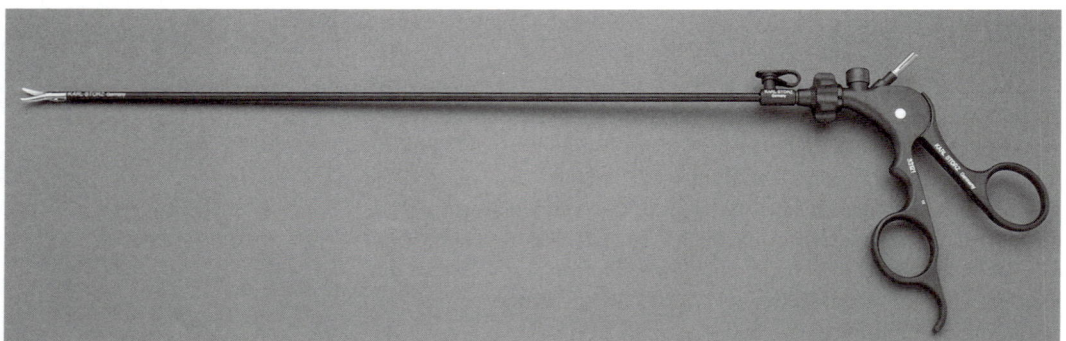

■ **Abb. 4.28 Schere für die minimal invasive Chirurgie 2.** (Aus: Carus [2009] Operationsatlas laparoskopische Chirurgie. Springer Berlin, Heidelberg)

Da Nähen und Knoten im Rahmen der minimal invasiven Chirurgie Zeit benötigt und die Lernkurve relativ lang ist, werden vielfach Clips bevorzugt (■ Abb. 4.29). Dabei werden mittels eines Applikators Titanclips eingebracht, über die zu verschließende Struktur gebracht und mit dem Griff des Instruments verschlossen. Dabei verschließt sich zuerst das freie Ende des Clips, damit kein Gewebe entweichen kann. Zwischen den applizierten Clips wird mit einer Schere das Gewebe durchtrennt. Statt Titan kann resorbierbares Material (Polydioxanon) angewendet werden.

Zu bedenken gilt, dass jeder Clip seinen eigenen Applikator hat, sonst gehen die Clips auf dem Weg durch den Trokar verloren.

■ **Instrumentation**

Die Instrumentation in der minimal invasiven Chirurgie folgt anderen Kriterien als die in der »offenen« Chirurgie. Die Sicht auf den Monitor muss möglich sein, bei einer Konversion auf einen klassischen Eingriff muss das benötigte Instrumentarium schnell und standardisiert vorbereitbar sein.

In vielen Kliniken ist es üblich, dass das MIC-Instrumentarium zerlegt sterilisiert wird und im OP von der instrumentierenden Pfle-

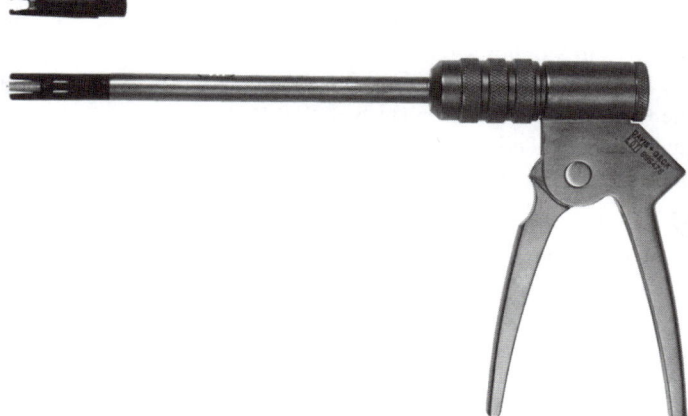

■ **Abb. 4.29 Beispiel für einen Clipapplikator in der minimal invasiven Chirurgie.** (Aus: Carus [2009] Operationsatlas laparoskopische Chirurgie. Springer Berlin,
Heidelberg)

gekraft präoperativ zusammengebaut wird. Dieser Arbeitsgang muss
unsteril geübt werden, um Zeitverzögerungen zu vermeiden. Auch
wenn das Instrumentarium zusammengebaut aus der ZSVA in den
Containersieben sterilisiert wird, sind viele Handgriffe zu erledigen:

- Die Trokare werden zusammengebaut, die Ventile oder Klappen
  geschlossen, ggfs. Gummidichtungen angebracht, der Obturator
  eingeführt.
- Gewinde müssen zugedreht werden, da sie zur Sterilisation nicht
  komplett geschlossen sein dürfen.
- Instrumente mit isoliertem Schaft für die Hochfrequenzchirurgie
  werden auf Beschädigungen untersucht; sind solche vorhanden,
  werden sie ausgetauscht.
- Werden keine industriell gefertigten Tupfer benutzt, werden bei
  Bedarf kleine Präpariertupfer in eine große Fasszange geklemmt;
  dabei ist zu bedenken, dass **niemals** das Raster bis zum letzten
  Anschlag geschlossen werden darf, damit sich die Zange beim
  Einführen in den Situs nicht unversehens öffnet und der Tupfer
  in das Operationsgebiet fällt.
- Flüssigkeiten am Tisch werden mit einem für die gesamte Abtei-
  lung gültigen Code markiert, damit z. B. Spüllösung und Anti-
  Beschlag-Mittel nicht verwechselt werden können.
- Clipapplikatoren werden mit den benötigten Clips gefüllt, jede
  Clipform hat ihren spezifischen Applikator, zumeist ist nur ein
  Clip einspannbar.

Durch die Form und Anwendung der Instrumente ist die Instrumentation eine andere. Zum einen sind die Instrumente sehr zart und lang,
sodass beim Anreichen bedacht werden muss, das der Mittelpunkt des

4

Instruments gefasst wird, damit das Instrument nicht verbogen wird, während es angereicht wird. Manche Chirurgen bevorzugen ein Einführen des Instruments mit Hilfe in den Trokarschaft, damit sie nicht immer vom Monitor wegschauen müssen.

Im Operationssaal ist es abgedunkelt, denn das Deckenlicht und die OP-Satelliten werden nicht benötigt. Häufig sehen sich Zangen und Scheren äußerlich sehr ähnlich und sind nur bei näherem Hinsehen voneinander zu unterscheiden.

> **Das bedeutet, dass auch hier jedes Instrument seinen festen Platz auf dem Instrumentiertisch hat, damit es keinesfalls zu Verwechslungen kommen kann.**

Der Schaft der Instrumente muss nach dem Gebrauch gesäubert werden, denn Anhaftungen von Blut erhöhen den Widerstand beim wiederholten Einführen in den Trokarschaft. Hohlschaftinstrumente werden intraoperativ durchgespült, damit keine Anhaftungen von Eiweiß verkrusten können, das erleichtert die Aufbereitung. Zu bedenken ist dabei, dass physiologische Kochsalzlösung Instrumentarien angreift (▶ Kap. 7). Zum Durchspülen eignet sich z. B. Aqua destillata.

Der Instrumentant kennt die Reihenfolge der Anreichung der gewünschten **Trokare**. Die Hähne der Trokare werden geschlossen (zur Sterilisation werden sie geöffnet), der Obturator ist eingeführt. Der Trokar wird an der Spitze gefasst und senkrecht gehalten und dem Operateur angereicht, nachdem mit einem Skalpell die Hautinzision vorgenommen wurde. Nach der Positionierung wird der Obturator entfernt, vom Instrumentanten angenommen und das folgende Instrument, beginnend mit der Optik, zügig angereicht, um Gasverluste zu vermeiden. Bei der Anwendung von Single Ports muss die Vorbereitung des benutzten Modells bekannt sein.

Die **Optiken** werden zumeist in sterilem Zustand inkl. Kamerasystem autoklaviert und können ohne einen sterilen Überzug benutzt werden. Ist das nicht der Fall, wird die Optik mit einem sterilen durchsichtigen Schlauchsystem bezogen. Dabei hält der Instrumentant die Optik, an der er die sterile Schlauchfolie fixiert hat (mit dem in der Schlauchfolie integrierten Klebestreifen), der »Springer« konnektiert die Kamera an dem Okular und zieht dann die angereichte Schlauchfolie weit in den unsterilen Bereich.

Die Optik beschlägt durch die unterschiedlichen Temperaturen außerhalb und innerhalb des Bauchraums, dagegen kann industriell gefertigte Lösung auf die Glasfläche mit einem Tupfer aufgetragen werden. Intraoperativ kann das notwendig werden, wenn durch die Anwendung von hochfrequentem Strom oder Ultraschalldissektion die Optik »blind« wird. Die Optik mit dem korrekten gewünschten Winkel wird am Schaft gefasst und diagonal an den Operateur weiter gereicht, der sie sofort in den vorbereiteten Trokar einführt.

Fasszangen, **Scheren** und **Tupferzangen** haben in der Regel die gleiche Form. Der Instrumentant weiß, in welchen Trokar das angeforderte Instrument eingeführt werden soll und muss bei Bedarf eine

Reduziermöglichkeit vorbereiten. Diese Instrumente werden in der Mitte des langen Schafts gefasst und schräg mit der Spitze auf den Trokar zeigend angereicht, sodass ein Greifen des Operateurs in die Ringe des Instruments und ein zeitnahes Einführen in die Trokarhülse möglich ist.

Retraktoren werden anstatt eines Hakens benutzt, wenn die Ausnutzung der Schwerkraft allein nicht ausreicht, um Organe beiseite zu halten. Um einen Leberlappen aus dem Sichtfeld zu halten, genügt manchmal ein Tasthaken, aber auch ein Spreizretraktor kann zur Anwendung kommen. Der Instrumentant reicht den Retraktor in zusammengefaltetem Zustand an und der Operateur öffnet im Situs das Instrument.

Nadelhalter werden paarweise vorbereitet, da zum Knoten zwei Instrumente benötigt werden. Manche geübte Chirurgen nehmen als zweites Instrument einen Overholt. Die benötigten Fäden werden auf eine vorher bestimmte Länge gekürzt und die Nadel so eingespannt, dass der Nadelhalter mit Nadel durch den Arbeitstrokar eingeführt werden kann, der Gegennadelhalter wird über einen weiteren Trokar zum Knoten angereicht.

Knotenschieber werden benötigt, wenn der Operateur den Faden außerhalb der Bauchhöhle (extrakorporal) geknotet hat und der Knoten an den Situs geführt werden muss. **Clipapplikatoren** müssen zu den benötigten Clips passen. Zum Einpassen in das Instrument muss der Applikator in einem vorbestimmten Winkel auf die Ladeeinheit gesteckt werden. Beim Anreichen dürfen die Griffe nicht berührt werden, um ein unfreiwilliges Zusammendrücken zu vermeiden, das zur Folge hätte, dass der Clip herausfällt.

Die Handhabung der resorbierbaren Clips ist schwieriger. Auch sie müssen absolut korrekt in die Applikationszange eingesetzt werden, aber vor dem Einführen muss die Zange halb geschlossen werden, da mit vollständig geöffnetem Clip der Durchmesser des Trokars zum Einführen nicht ausreicht.

Bei einigen Herstellern ist es zudem notwendig, nach dem Laden des Applikators mit der Fingerspitze den Clip in der korrekten Position zu fixieren.

4.3　Knocheninstrumente

Margret Liehn

In der Traumatologie ist das benötigte Grundinstrumentarium mit dem in der Abdominalchirurgie identisch, aber in der Menge sehr viel geringer. In diesem Kapitel wird nur auf die Knochengrundinstrumente eingegangen, da Implantate und Osteosynthesesysteme so unterschiedlich und vielfältig sind, dass es den Rahmen dieses Buches sprengen würde. Hier kann nur auf Operationslehren und Herstellerhandbücher verwiesen werden.

4

4.3.1 Raspatorium

Mit dem Raspatorium (lat. raspare: schaben, raspeln) wird die Knochenhaut (Periost) vom Knochen so weit gelöst, dass die Kortikalis dort freiliegt, wo z. B. die Fraktur liegt oder gesägt werden soll. Anhaftendes Weichteilgewebe wird abgeschabt, um eine Osteosynthese durchführen zu können. Dazu muss dieses Instrument fest in der Hand des Operateurs liegen und so scharf geschliffen sein, dass es zwar das Periost abschaben kann, aber die Kortikalis nicht aufraut.

Ein Raspatorium besteht aus dem Griff, einem Schaft und endet im Arbeitsteil, auch »Klinge« genannt (◘ Abb. 4.30, ◘ Abb. 4.31, ◘ Abb. 4.32). Diese Klinge kann rechteckig oder abgerundet sein, entweder sind die Seiten ebenfalls geschliffen oder nur das abgerundete Arbeitsende ist angeschliffen. Der Griff ist geriefelt, um festen Halt zu geben, oder hat eine Mulde, in der der Zeigefinger während des Arbeitsvorgangs Halt findet.

Um zu testen, ob das Arbeitsende angeschliffen ist, kann man mit der Fingerspitze über das Arbeitsende fahren. Eine scharfe Kante ist zu spüren (im Vergleich dazu ein Dissektor, der von Weitem ähnlich aussehen kann, aber über ein stumpfes Arbeitsende verfügt!). Es gibt Instrumente mit zwei Arbeitsenden, eine Seite scharf wie ein Raspatorium, eine Seite stumpf wie ein Dissektor.

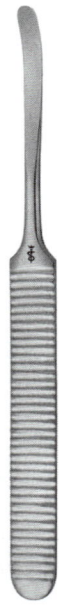

◘ **Abb. 4.30 Raspatorium nach Williger.** (Fa. Aesculap AG, mit freundl. Genehmigung)

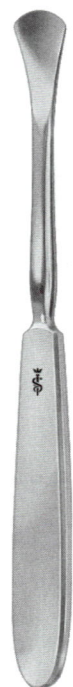

◘ **Abb. 4.31 Raspatorium nach Langenbeck.** (Fa. Aesculap AG, mit freundl. Genehmigung)

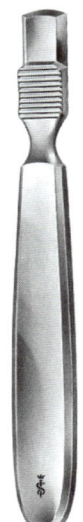

◘ **Abb. 4.32 Raspatorium nach Farabeuf.** (Fa. Aesculap AG, mit freundl. Genehmigung)

> **Hier ist besondere Aufmerksamkeit bei der Instrumentanz geboten.**

Vergleichbare Raspatorien nach **Adson**, **Cottle**, **Joseph** oder **König** sind hier nicht abgebildet. Auch doppelendige Raspatorien werden benutzt, dann ist ein Ende häufig gerade, das auf der anderen Instrumentenseite abgebogen.

Sind die Instrumente an der Klinge gespalten, sog. Schwalbenschwanz-Raspatorien, werden sie auf Knochenkanten benutzt, sind sie stark abgebogen, werden sie gern am Kieferknochen eingesetzt. Für die Entfernung des Periosts an der Rippe sind besondere Formen nötig, um die Pleura zu schonen und trotzdem effektiv schaben zu können (◘ Abb. 4.33). Das Schaftende ist dazu ringförmig, aber geöffnet, sodass es um die Rippe gelegt werden kann und ebenfalls das Periost der Rückseite der Rippe gelöst werden kann. Dieses Instrument gibt es nach rechts oder nach links offen, damit es für beide Hände nutzbar ist.

Vielfach werden heute Raspatorien mit Kunststoffgriffen angeboten, zur Unterscheidung können verschiedene Farben gewählt werden.

▪ **Instrumentation**

Das Raspatorium wird an seinem Arbeitsteil gefasst, leicht schräg gehalten und der Operateur erfasst den Griff. Das geschliffene Ende zeigt zum Knochen (◘ Abb. 4.34).

Doppelseitige Instrumente werden an dem Teil des Instruments gefasst, welches vom Operateur benötigt wird. Ist das Instrument gebogen, folgt die Biegung während des Anreichens der gleich geformten Knochenkante.

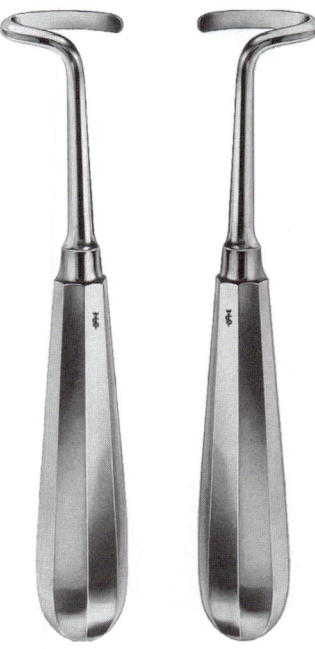

◘ **Abb. 4.33 Rippenraspatorium nach Doyen.** (Fa. Aesculap AG, mit freundl. Genehmigung)

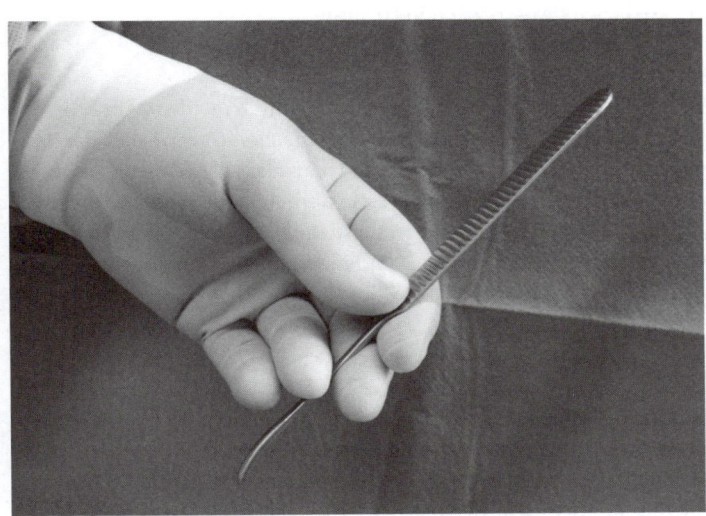

◘ **Abb. 4.34 Anreichen eines Raspatoriums.**

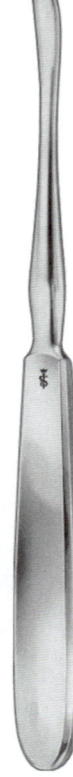

■ Abb. 4.35 Elevatorium nach Quervain. (Fa. Aesculap AG, mit freundl. Genehmigung)

4.3.2 Elevatorium und Knochenhebel

Die Bezeichnung dieses Instruments kommt ebenfalls aus der lateinischen Sprache (elevare: emporheben). Mit diesem stumpfen Instrument können Knochenfragmente oder schmale Knochen angehoben werden, um eine Reposition vorzunehmen oder einen eingedrückten Knochen anzuheben (z. B. am Schädelknochen). Das Elevatorium hat einen Griff, einen Schaft und ein Arbeitsteil, im Gegensatz zum Raspatorium ist dieses jedoch rund – also stumpf geschliffen (■ Abb. 4.35).

Wie schon beschrieben, gibt es ein Instrument nach **Freer**, das doppelendig vorliegt, einseitig scharf wie ein Raspatorium, einseitig stumpf wie ein Elevatorium oder ein Dissektor.

> **❯ Hier ist Vorsicht und Aufmerksamkeit bei der Instrumentanz geboten.**

Vergleichbare – nicht abgebildete – Elevatorien werden nach **Langenbeck** oder **Williger** benannt.

Der Begriff »Knochenhebel« ist nicht sehr gebräuchlich, der »**Hohmann**-Hebel« jedoch ist der bekannteste unter den Knochenhebeln. Dieses sind relativ kräftige Instrumente, bestehend aus einem gebogenen Griff, der in einem breiten Blatt endet, das mittig eine abgerundete gebogene Spitze hat (■ Abb. 4.36).

Die Spitze und das Blatt werden unter den anzuhebenden Knochen geschoben und mit dem kräftigen Griff kann der Knochen angehoben werden und/oder die Muskulatur vom Knochen weggehalten werden, um z. B. am Hüftkopf sägen zu können. Auch dieses Instrument gibt es in vielfältigen Variationen, der Einsatz ist identisch.

Die Größe des Instruments richtet sich nach dem Operationsgebiet, an der Hüfte ist der Hebel sehr viel länger und breiter als am Hand- oder Fußgelenk. Vergleichbare – hier nicht abgebildete – Knochenhebel gibt es z. B. nach **Verbrugge**.

■ Instrumentation

Die Anreichung eines Elevatoriums ist identisch mit der beim Raspatorium beschriebenen (■ Abb. 4.37). Der Knochenhebel wird an der nach oben aufgebogenen Spitze gefasst und diagonal so angereicht, dass er an der geplanten Körperstelle eingesetzt werden kann, ohne gedreht werden zu müssen. In der Regel ist bei standardisierten Operationen beschrieben, welcher Hebel wann und in welcher Position benötigt wird.

4.3.3 Einzinker-Haken

Um Knochenfragmente anzuheben, stehen scharfe Einzinker-Haken in vielen Größen zur Verfügung (■ Abb. 4.38).

Vergleichbare Haken sind nach **Volkmann** benannt. Die Instrumentation entspricht der bei den scharfen Haken (▶ Abschn. 3.1.6) besprochenen.

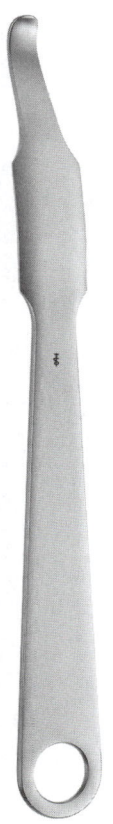

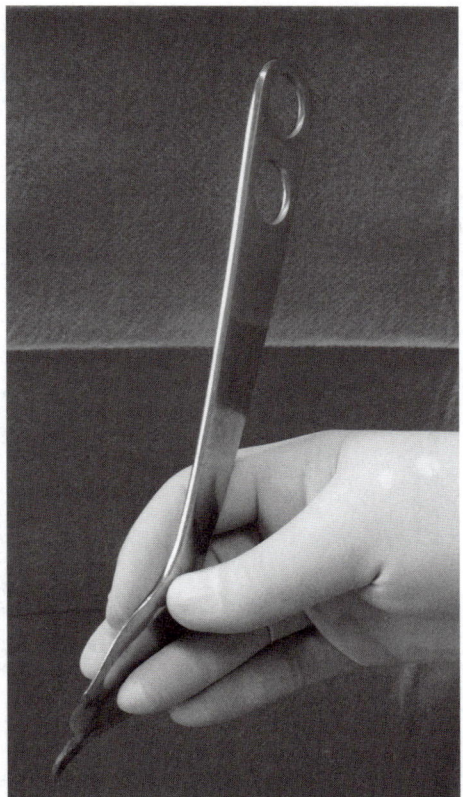

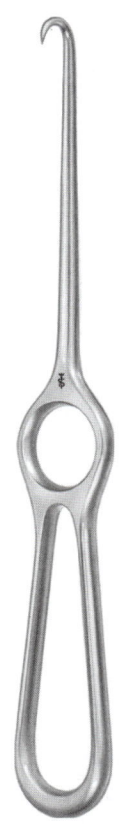

◘ **Abb. 4.36 Knochen-**
hebel nach Hohmann.
(Fa. Aesculap AG, mit
freundl. Genehmigung

◘ **Abb. 4.37 Anreichen eines Hohmann-Hebels.**

◘ **Abb. 4.38 Einzinker nach Kocher.**
(Fa. Aesculap AG, mit freundl. Genehmigung)

4.3.4 Zahnarzthäkchen/Scharfer Löffel

Um eingeschlagene Knochenteile oder Periostreste aus dem Frakturspalt entfernen zu können, wird ein Instrument benutzt, dass in der
Form aus der Zahnmedizin kommt und deshalb auch so benannt wird.
Es hat eine besondere Form und beidseitig ein Arbeitsteil. Es gibt sie
benannt nach **Lucas** oder **Hemingway** (◘ Abb. 4.39), im OP-Jargon
heißen sie nur »Zahnarzthäkchen«.

Ein scharfer Löffel erfüllt die gleiche Funktion, er kann in vielen
Formen vorliegen, gerade, im Arbeitsteil abgebogen, gewinkelt und
mit unterschiedlich großer Löffelform. Benannt sind sie nach **Volk-**
mann (◘ Abb. 4.40), **Schede** und anderen, aber im OP heißen sie eigentlich nur »scharfer Löffel«.

4

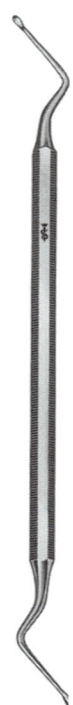

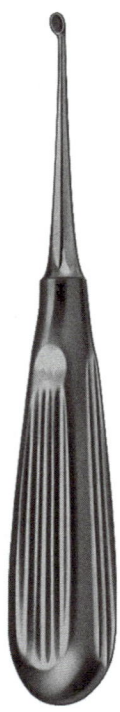

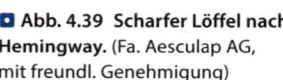

■ **Abb. 4.39 Scharfer Löffel nach Hemingway.** (Fa. Aesculap AG, mit freundl. Genehmigung)

■ **Abb. 4.40 Scharfer Löffel nach Volkmann.** (Fa. Aesculap AG, mit freundl. Genehmigung)

■ **Instrumentation**

Der Instrumentant kennt die gewünschte Löffelgröße und weiß, ob das Material, das geschabt wird, aufbewahrt werden soll. Das Instrument wird am Arbeitsteil gefasst, leicht schräg gehalten und der Operateur ergreift den Griff so, dass die Arbeitsfläche auf den Knochen zeigt. Soll das Material aufbewahrt oder zur histologischen Untersuchung gegeben werden, steht ein Schälchen bereit, ggfs. mit NaCl-Lösung gefüllt oder mit einer feuchten Kompresse ausgelegt.

4.3.5 Meißel und Hammer

Meißel sind scharfe Instrumente, die einen Griff und eine scharf geschliffene Klinge am Arbeitsende haben. Sie werden benötigt, um Knochen zu durchtrennen oder einen Teil abzuspalten. Flach geformte Meißel, die zum Abspalten von Knochenteilen benutzt werden, heißen häufig auch **Osteotom**. Die Klinge kann gerade sein, das ist der sog. **Flachmeißel**, oder hohl geformt wie beim sog. **Hohlmeißel**.

Der Schliff der Klinge variiert, kann beidseitig oder einseitig angeschliffen sein, abgebogen oder gerade geformt oder für besonderen Einsatz eine gespaltenen Spitze haben. In der Regel haben sie einen kräftigen rechteckig geformten Griff aus Kunststoff, damit der Hammer eine große Auflagefläche hat (◨ Abb. 4.41). Eine Ausnahme bildet hier der Meißel nach **Lambotte** (häufig als Osteotom bezeichnet), der ausschließlich aus Metall besteht. Die Klinge ist beidseitig angeschliffen (◨ Abb. 4.42).

Die Größe der Meißel ist dem zu trennenden Knochen angepasst. Der Griff kann ebenfalls bajonettförmig sein, um z. B. in der Hals-Nasen-Ohrenheilkunde am Septum eingesetzt werden zu können. Eine besondere Form hat der Meißel nach **Lebsche**, der nur noch selten zum Einsatz kommt (◨ Abb. 4.43). Er wurde entwickelt, um das Sternum zu durchtrennen, dazu hat er eine rechtwinklig gebogene Spitze, deren Klinge einseitig geschliffen ist; der rechte Winkel wird als »Schuh« zum Schutz der Weichteile genutzt. Der krückstockartige Griff erlaubt einen festen Halt und eine gute Führung am Brustbein.

Der in den Kliniken als »Stößel« bekannte Meißel mit stumpfem, kreuzgeriefeltem Arbeitsende wird zum Einbringen und Verdichten

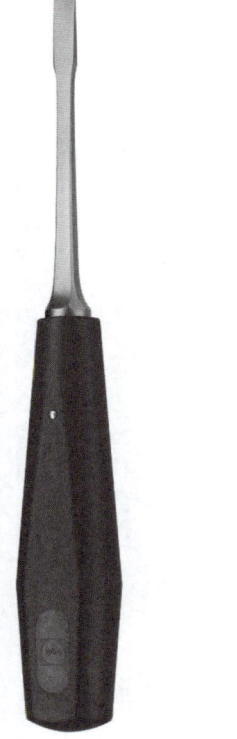

◨ **Abb. 4.41 Meißel nach Lexer.** (Fa. Aesculap AG, mit freundl. Genehmigung)

◨ **Abb. 4.42 Meißel nach Lambotte.** (Fa. Aesculap AG, mit freundl. Genehmigung)

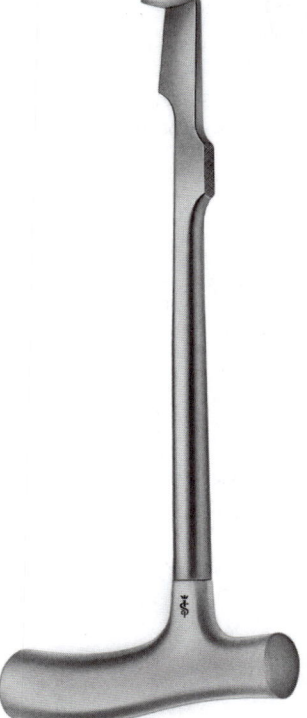

◨ **Abb. 4.43 Meißel nach Lebsche.** (Fa. Aesculap AG, mit freundl. Genehmigung)

4

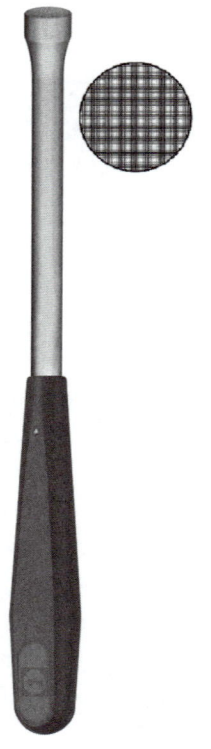

von Spongiosaspänen eingesetzt (■ Abb. 4.44). In den Katalogen gilt er häufig noch als »Blutstillungsmeißel«.

Ein Hammer wird benötigt, um den scharfen Meißel mit Kraft in den Knochen zu treiben. Die Hämmer sind entweder aus Metall oder aus Kunststoff, dabei gilt, dass ein Kunststoffgriff nur mit einem Kunststoffhammer geschlagen werden darf, ein Metallmeißel mit einem Metallhammer eingetrieben werden muss. Ein Metallhammer könnte in dem Kunststoffgriff Risse hervorrufen, die eine korrekte Aufbereitung schwierig oder unmöglich machen können. Der Hammer besteht aus einem Griff und dem Hammerkopf, mit dem auf den Meißel eingeschlagen wird.

▪ Instrumentation

Meißel werden am Arbeitsende gefasst und senkrecht gehalten, bevor sie dem Operateur in die **linke** Hand übergeben werden. Hohlmeißel zeigen mit der hohlen Seite zur Knochenschnittkante. Im Anschluss an die Übergabe des Meißels erhält der Operateur sofort den Hammer (entsprechend des Griffs des Meißels) in die **rechte** Hand. Dazu fasst der Instrumentant den Hammerkopf, hält das Instrument waagerecht und übergibt dann den Griff an den Operateur (■ Abb. 4.45).

Wird mit dem Hammer und dem Meißel Knochen entfernt, gilt auch hier, dass ein Schälchen vorbereitet sein muss, um Knochenspäne oder Spongiosablöcke bis zu ihrer Verwendung aufbewahren zu können. Dazu ist zu beachten, dass gewonnenes Material grundsätz-

■ **Abb. 4.44 Stößel.** (Fa. Aesculap AG, mit freundl. Genehmigung)

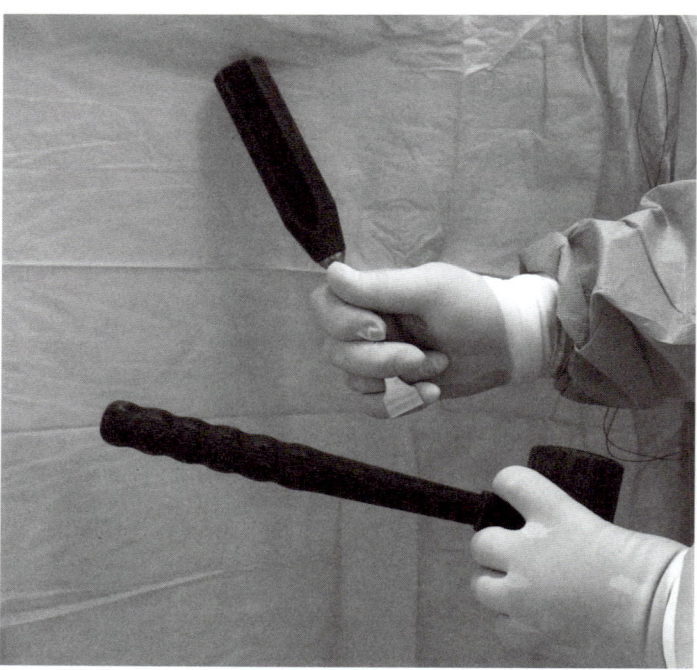

■ **Abb. 4.45 Anreichen von Hammer und Meißel.**

lich nur über den sterilen Tischen transportiert werden darf, damit es, wenn es aus der Hand des Instrumentanten oder des Operateurs rutscht, auf dem sterilen Tisch landet und weiter benutzt werden kann.

4.3.6 Knochenzangen, Repositionszangen

In manchen Fällen muss der Knochen gehalten, das Repositionsergebnis vorübergehend fixiert oder ein Teil des Knochens mit einer Hohlmeißelzange entfernt werden. Die Knochenzangen haben in der Regel keine Ringe, in die der Operateur hineingreift, sondern Branchen, die außen gerillt sind, damit ein Abrutschen der kraftführenden Hand vermieden wird.

Da Knochen eine harte Struktur haben, müssen diese Instrumente der Kraft des Knochens angepasst sein. Diese Zangen haben ein Maulteil, das entsprechend der Aufgabe geformt ist, einen Schließmechanismus, der in der Regel ohne Arretierung angeboten wird, teilweise mit einer doppelten Übersetzung (Doppelfeder), um nicht zu viel Platz im Situs zu benötigen und zwei Branchen.

Manche Zangen können in ihrer Haltefunktion durch einen Schraubschluss fixiert werden (Zange nach **Ulrich**). Knochenhaltezangen haben ein gezahntes Maul, um den Knochen zu greifen, zu halten, aber nicht zu schneiden oder zu verletzen. Sie werden gerade, abgebogen und seitwärts gebogen angeboten. Manche dieser Zangen werden auch nach ihrem Aussehen benannt, z. B. das »**Löwenmaul**«, die eigentlich als Knochenhaltezange nach **Langenbeck** benannt wird (◘ Abb. 4.46).

Sollen Knochen durchtrennt werden, kommen Sägen oder Knochenscheren zum Einsatz. Die Durchtrennungsinstrumente werden auch als Knochensplitterzangen bezeichnet, da damit auch abgesplitterte Knochenanteile entfernt werden können (◘ Abb. 4.47). Im Maulteil treffen zwei geschliffene Schneidekanten aufeinander und durchtrennen kräftige Kortikalisstrukturen. Der Arbeitsteil kann gerade, gebogen oder rechtwinklig abgebogen sein, entsprechend der Knochenform und -lokalisation.

Die Hohlmeißelzange nach **Luer** ist die bekannteste Knochenzange, mit der Knochenanteile und Knorpel entfernt werden können (◘ Abb. 4.48). In den Maulteilen ist diese Zange wie ein Löffel geformt, aber die Löffelkanten sind scharf geschliffen, so dass Knorpelgewebe »abgeknabbert« werden kann, das hat diesem Instrument im OP-Sprachgebrauch den Namen »Knabberzange« eingebracht. Dieses Instrument gibt es in vielen Variationen und Modifikationen. Vergleichbare Zangen sind nach **Olivecrona**, **Jansen** oder **Frykholm** benannt.

4

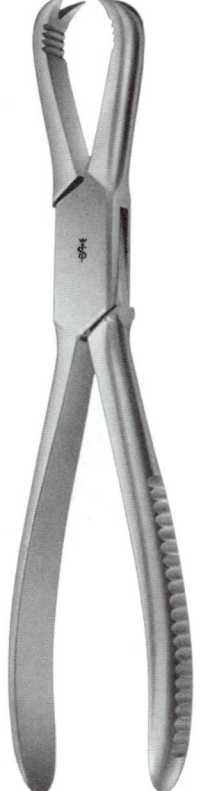

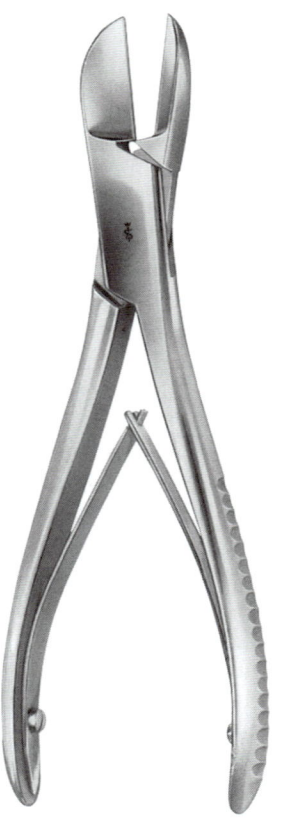

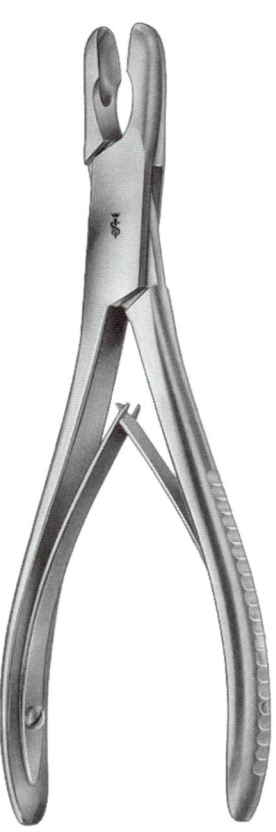

■ **Abb. 4.46 Knochenhaltezange nach Langenbeck.** (Fa. Aesculap AG, mit freundl. Genehmigung)

■ **Abb. 4.47 Knochensplitterzange nach Liston.** (Fa. Aesculap AG, mit freundl. Genehmigung)

■ **Abb. 4.48 Hohlmeißelzange nach Luer.** (Fa. Aesculap AG, mit freundl. Genehmigung)

Meniskusfasszange

Um Kapselreste zu resezieren oder Knorpel zu fassen, kommt die Meniskuszange zum Einsatz. In ihrem Maul sind kräftige scharfe Zähnchen, die den Knorpel fest halten, um diesen dann mit einem Skalpell resezieren zu können (■ Abb. 4.49).

Repositionszange

Um nach einer Fraktur das Repositionsergebnis so lange zu sichern, bis die Implantate eingebracht wurden, gibt es eine Vielzahl von Repositionszangen. Sie umfassen die Knochenform, deshalb haben die Zangen für Röhrenknochen eine runde Maulform, für platte oder kleinere Knochen sowie für Knorpelstrukturen zwei spitze Maulenden, geformt z. B. wie eine spitze Tuchklemme (■ Abb. 4.50). Alle Repositionszangen gibt es mit und ohne Arretierung oder mit Feststellschrauben, die ein langsames Lösen der Fixation erlauben (■ Abb. 4.51).

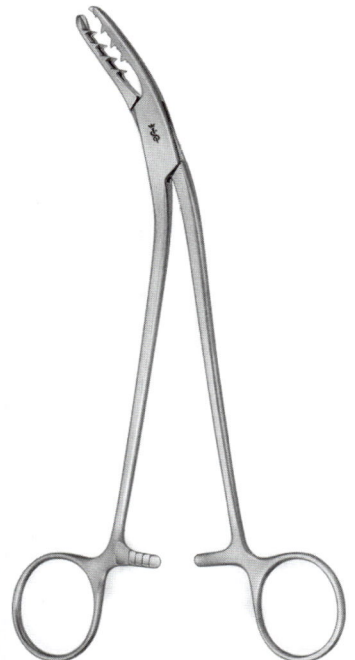

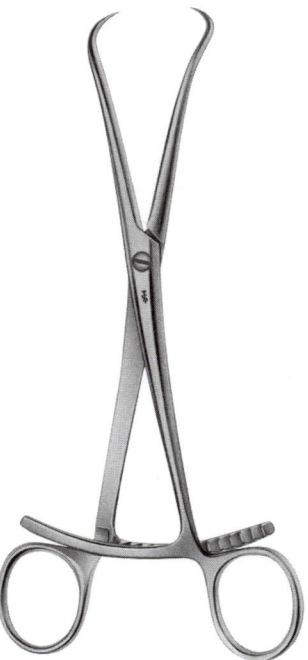

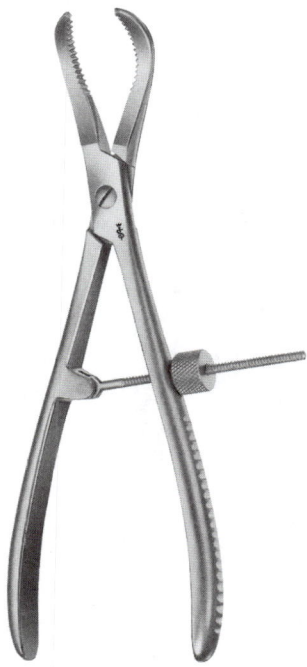

◻ **Abb. 4.49 Knorpelzange nach Bircher-Ganske.** (Fa. Aesculap AG, mit freundl. Genehmigung)

◻ **Abb. 4.50 Patellazange.** (Fa. Aesculap AG, mit freundl. Genehmigung)

◻ **Abb. 4.51 Repositionszange mit Feststellschraube.** (Fa. Aesculap AG, mit freundl. Genehmigung)

Es gibt sehr viele Repositionszangen, die hier nicht benannt und gezeigt werden können. In ihrer Anwendung sind sie identisch, aus der Maulform ist ersichtlich, an welchen Knochen sie angewendet werden können (◻ Abb. 4.52).

Drahtinstrumente

Zum Sichern einer Cerclage werden entsprechende Drahtzangen benötigt, die teilweise aus dem Handwerk bekannt sind. Zum Fassen und Ziehen eines Drahts kommt eine Flachzange zum Einsatz (◻ Abb. 4.53), zum Abschneiden eines Drahts der Seitenschneider, zum Verdrehen der Drahtenden und zum Versenken der Drahtenden die Spitzzange, auch als Rundzange bekannt. Alle diese Zangen sind nicht arretierbar, da sie während des Gebrauchs häufig geöffnet und umgesetzt werden müssen.

Eine Flachzange hat zwei abgeflachte, gekörnte Maulenden, die den Draht fest fassen können (◻ Abb. 4.53).

Je nach Durchmesser der zu durchtrennenden Drahtenden ist der Seitenschneider geformt. Die zwei kräftigen, scharfen Arbeitsenden des Seitenschneiders erlauben das Durchtrennen des Drahts (◻ Abb. 4.54).

Beide Arbeitsenden der Spitzzange sind abgerundet und laufen spitz zu (◻ Abb. 4.55). Damit können Drahtenden gegeneinander ver-

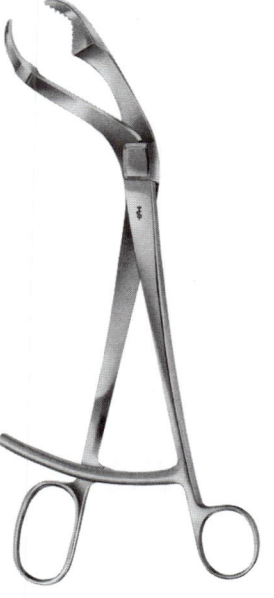

◻ **Abb. 4.52 Repositionszange nach Verbrugge.** (Fa. Aesculap AG, mit freundl. Genehmigung)

4

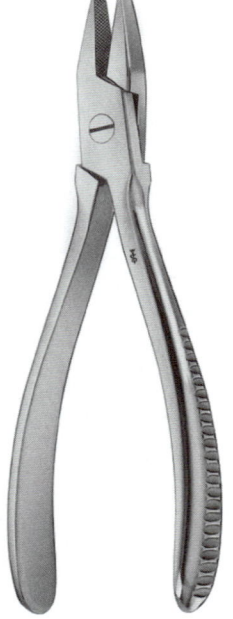

◻ **Abb. 4.53 Flachzange.**
(Fa. Aesculap AG, mit freundl.
Genehmigung)

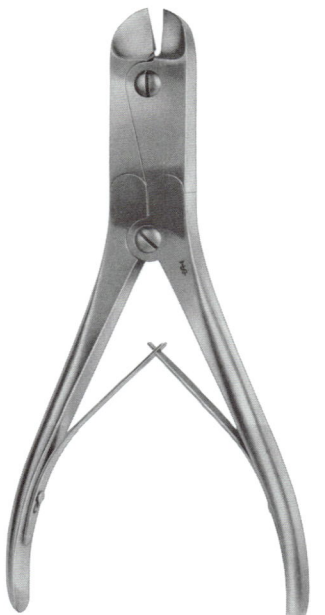

◻ **Abb. 4.54 Seitenschneider.**
(Fa. Aesculap AG, mit freundl.
Genehmigung)

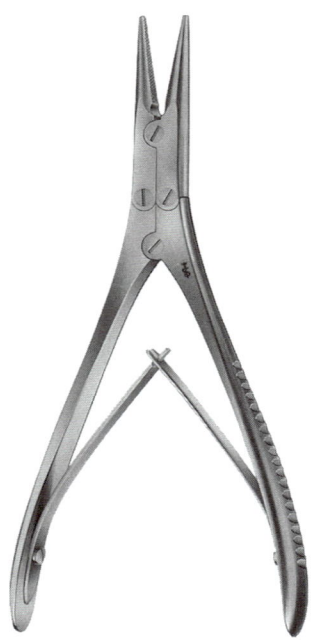

◻ **Abb. 4.55 Spitzzange.**
 (Fa. Aesculap AG, mit freundl.
Genehmigung

dreht werden und so umgebogen, dass sie versenkt werden können und so keine Verletzungsgefahr für umgebende Strukturen bieten. Dünnere Drähte können mit einer Drahtschere durchtrennt werden, deren eines Blatt gezahnt ist, damit der Draht nicht abrutscht (◻ Abb. 4.56).

Um Drähte zu spannen, können ebenfalls Zangen benutzt werden (◻ Abb. 4.57). Häufig werden sie mit einer englischen Übersetzung als »**wire-twister**« angefordert. In ihrem Maul haben sie ein kräftiges gekörntes Profil, das das Abrutschen des Drahtes verhindert.

Ist der Cerclagedraht nur schwer mit den oben genannten Zangen anzuziehen, kann eine Drahtspannzange eingesetzt werden, die durch ihren Mechanismus durch Zusammendrücken der Branchen eine Spannung auf dem Draht bewirkt (◻ Abb. 4.58).

■ **Instrumentation**

Alle Zangen werden geschlossen angereicht (◻ Abb. 4.59). Sie werden am Arbeitsende gefasst und dem Operateur so in die Hand gelegt, dass dieser die Zange nicht mehr drehen muss, sondern sofort in der korrekten Position anwenden kann. Dafür muss der Instrumentant wissen, wo und wofür die Zange benötigt wird. Das Maul des Instruments zeigt auf den Knochen, der Griff auf die Hand des Operateurs.

Werden Knochen- oder Knorpelteile reseziert, muss bekannt sein oder ggfs. erfragt werden, ob das entnommene Material zur histologi-

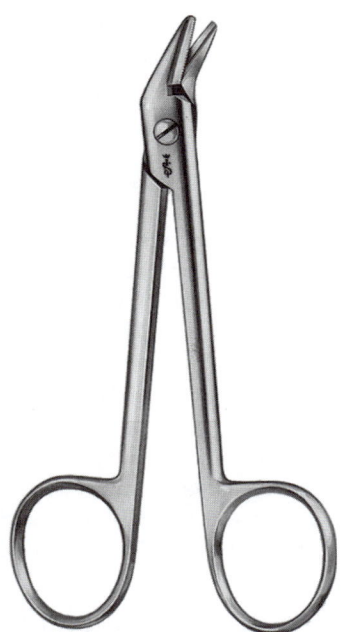

⊡ Abb. 4.56 Drahtschere. (Fa. Aesculap AG, mit freundl. Genehmigung)

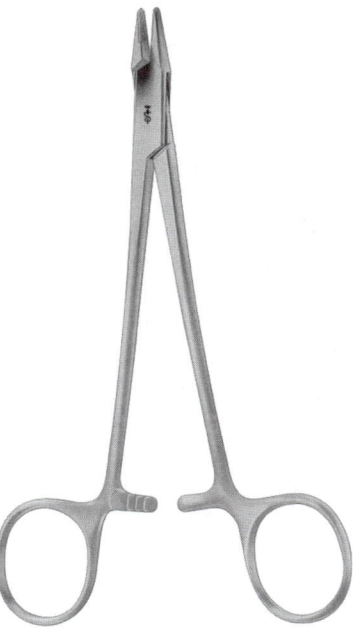

⊡ Abb. 4.57 Drahtspannzange. (auch Ligaturzange genannt) (Fa. Aesculap AG, mit freundl. Genehmigung)

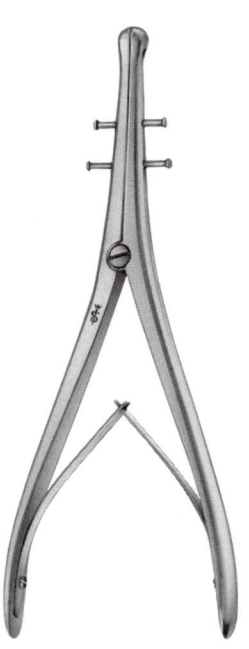

⊡ Abb. 4.58 Drahtspannzange nach Demel. (Fa. Aesculap AG, mit freundl. Genehmigung)

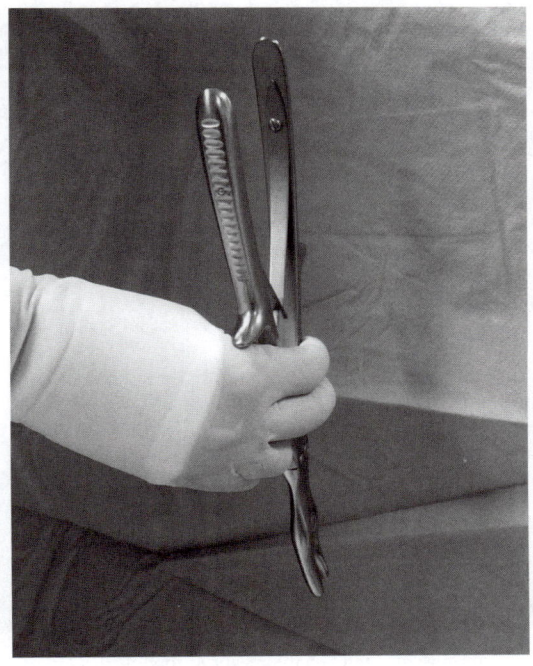

⊡ Abb. 4.59 Anreichen einer Knochenzange nach Luer.

schen Untersuchung gegeben werden soll, verworfen werden kann oder wieder eingesetzt werden soll. Aus diesem Wissen resultiert die Aufbewahrung des Materials am Beistelltisch.

4.3.7 Bohrsysteme

Um im und am Knochen verschrauben zu können, werden Bohrsysteme benötigt, mit denen die harte Kortikalis durchbohrt werden kann. Die Maschinen haben, je nach Hersteller, unterschiedliche Antriebe. Sie können mit Druckluft oder elektrisch angetrieben werden. Wird die Maschine mit einem Druckluftschlauch oder elektrischem Kabel angewendet, ist darauf zu achten, dass der Schlauch lang genug ist, dass die Sterilität gewährleistet bleibt.

Standard der meisten Hersteller ist es jedoch, einen aufgeladenen Akku in die Maschine einzusetzen. Diese Akkus können nicht sterilisiert werden, deshalb wird ein relativ großer Schablonen-Aufsatz auf die geöffnete Bohrmaschine aufgebracht (◘ Abb. 4.60), der »Springer«

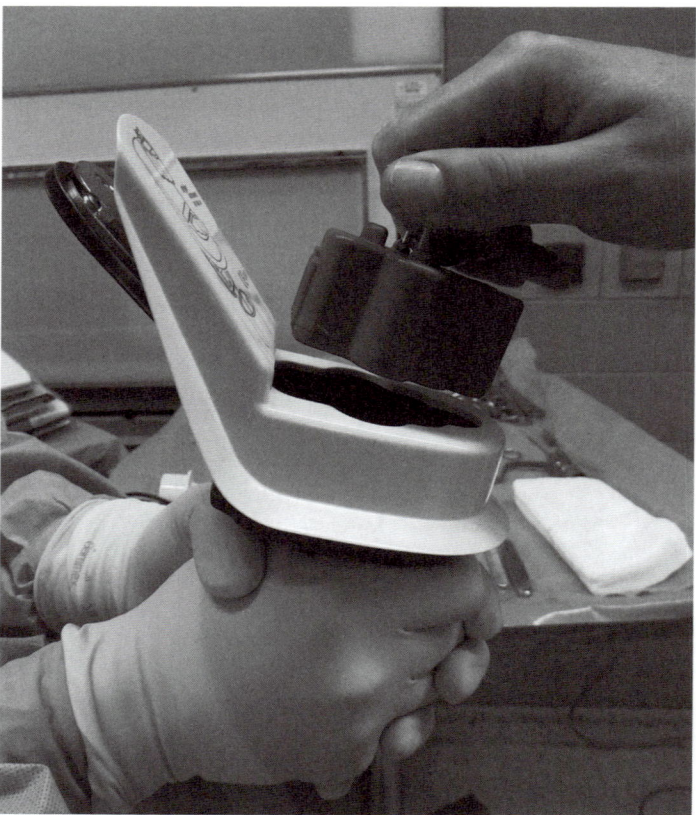

◘ **Abb. 4.60 Bohrmaschine mit Schablone zur Aufnahme des Akkus.** Der Akku ist noch in der Hand des »Springers«

legt den passenden Akku ein und entfernt den Sterilisationsschutz. Der Instrumentant schließt die Maschine und sie ist antriebsbereit. Der eingebrachte Akku verändert das Gewicht der Maschine sowie ihren Schwerpunkt. Das muss bei der Instrumentation bedacht werden.

In die Maschinen können die passenden Spiralbohrer und/oder Gewindeschneider für die Plattenosteosynthese eingebracht werden. Die Bohrmaschinen haben dafür einen Schnappverschluss, der mit der linken Hand geöffnet wird, damit der gewünschte Spiralbohrer eingebracht werden kann. Der feste Sitz des eingebrachten Bohrers muss getestet werden, bevor er angereicht wird. Manche Hersteller haben zum Einbringen der Bohransätze einen Drehmechanismus.

Eine weitere Möglichkeit des Einbringens von Bohransätzen ist das Jakobsfutter (■ Abb. 4.61). Dieses Futter wird manuell so weit geöffnet, dass der Bohrer eingeführt werden kann. Die Fixation des Bohransatzes erfolgt mit einem Jakobsschlüssel (■ Abb. 4.62).

Da Knochen so hart sind, dass ein Skalpell nicht benutzt werden kann, um Knochen zu durchtrennen, kommt neben den oben erwähn-

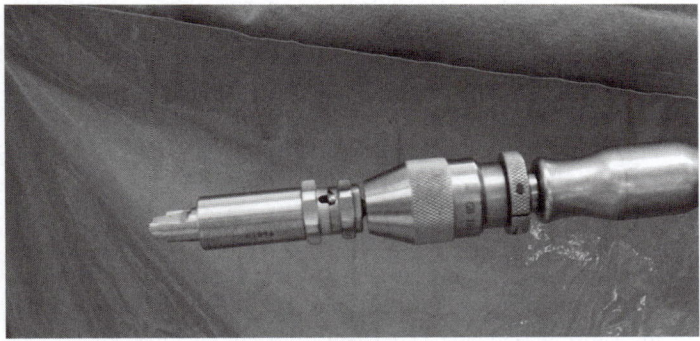

■ Abb. 4.61 Jakobsfutter mit eingespanntem Trepan in einer Bohrmaschine.

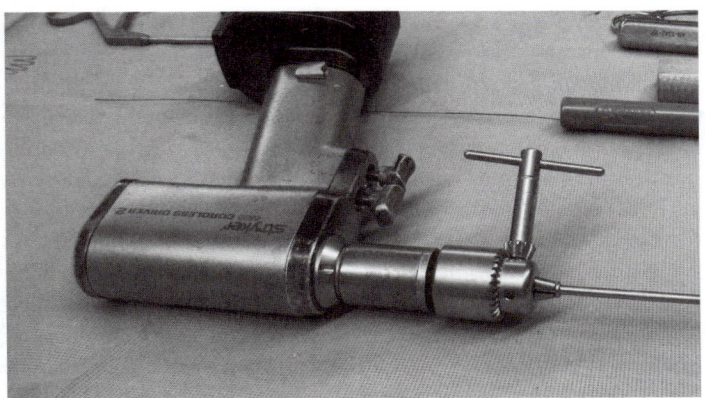

■ Abb. 4.62 Jakobsschlüssel in der Anwendung.

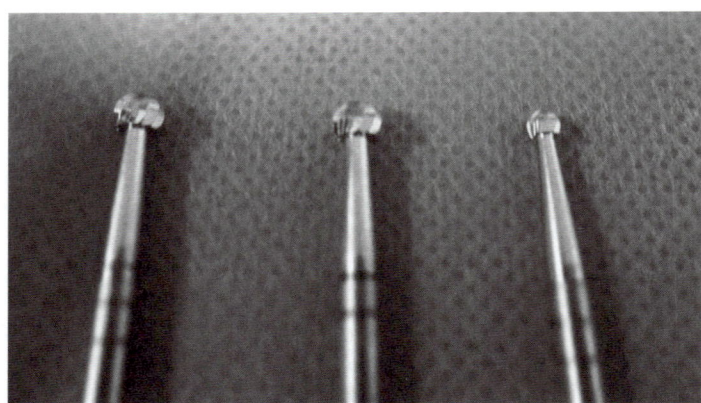

■ Abb. 4.63 **Rosenbohrer**

ten Knochenschneidezangen häufig eine Säge zum Einsatz. Sie werden meist mit einer Druckluft-betriebenen Bohrmaschine benutzt. Die Sägeblätter werden dem zu durchsägenden Knochen angepasst und in das entsprechende Futter mit einem passenden Schlüssel eingebracht.

In den OP's wird hier von der »oszillierenden Säge« gesprochen, das bedeutet, dass das Sägeblatt durch den Motor in eine schwingende, pendelnde Bewegung versetzt wird und so die Kortikalis durchtrennt.

■   **Instrumentation**

Nachdem die Bohrmaschine vorbereitet wurde, werden die benötigten Bohransätze bereitgelegt. Der Instrumentant kennt die geplante Osteosynthese und das gewünschte Implantatsystem. Der Durchmesser des Spiralbohrers resultiert aus dem Kerndurchmesser der gewünschten Schraube und variiert bei unterschiedlichen Systemen, gleiches gilt für die Gewindeschneider. Hier kann nur auf entsprechenden OP-Lehren und Herstellerhandbücher verwiesen werden.

Auch Rosenbohransätze (■ Abb. 4.63) oder Diamantfräsen (■ Abb. 4.64) können zum Glätten oder Anfräsen von Knochen benötigt werden.

Der Operateur bekommt die vorbereitete Maschine so angereicht, dass er den Auslöser sofort betätigen kann. Dazu muss der Instrumentant die Maschine so greifen, dass der Bohransatz nicht verbiegen kann (■ Abb. 4.65). Außerdem könnte durch versehentliches Auslösen des Bohrmechanismus der Instrumentant verletzt werden. Das Gewicht der Maschine führt dazu, dass oberhalb des Bohrauslösers gefasst wird.

Wird die Maschine nicht benutzt, darf sie **niemals** auf dem Patienten abgelegt werden, damit durch versehentliches Auslösen keine Verletzungen entstehen. Entweder wird die Bohrmaschine auf dem Instrumentiertisch abgelegt, oder an diesem Tisch ist eine Bohrertasche fixiert, in der die Maschine abgelegt werden kann. Gibt es an dem System eine Möglichkeit, die Bohrmaschine auszustellen, sollte das

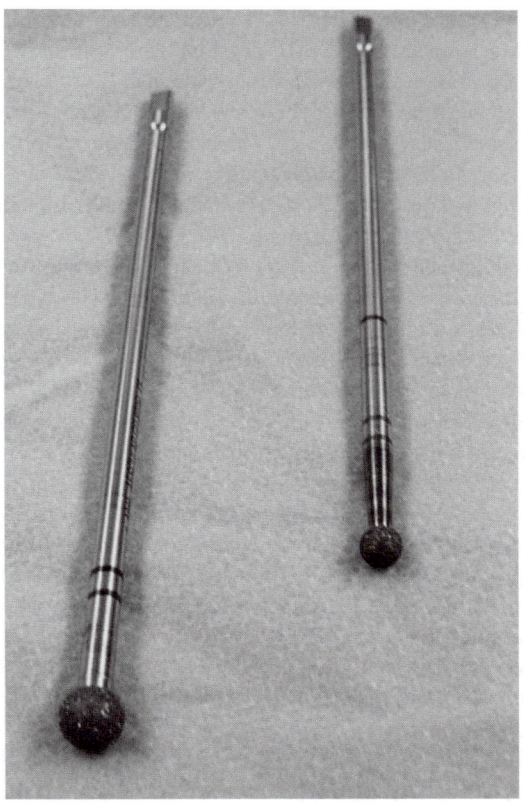

Abb. 4.64 Diamantfräsen.

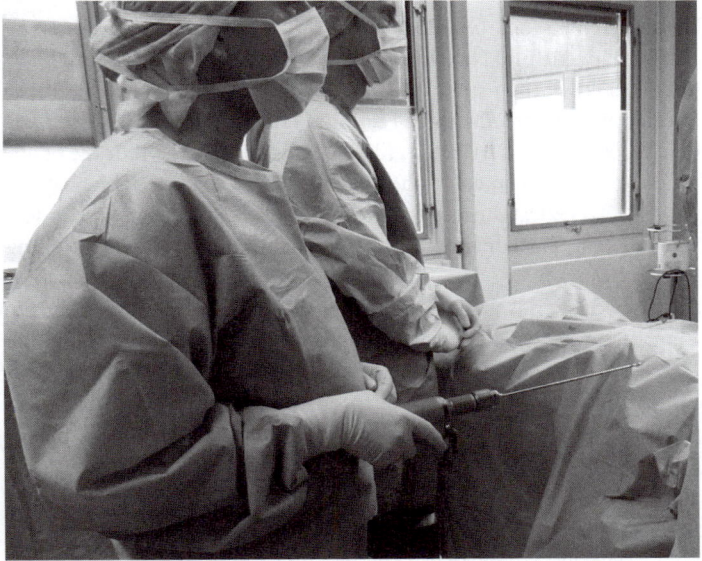

Abb. 4.65 Anreichen einer vorbereiteten Bohrmaschine.

4

immer getan werden, vor dem Anreichen ist dann darauf zu achten, dass der Mechanismus wieder frei gegeben wird.

Jedes Bohren und Fräsen an einem Knochen führt dazu, dass das Knochenmaterial heiß wird. Hitze am Knochen kann zu Nekrosen führen, deshalb ist es unerlässlich, während des Bohrens oder Fräsens die Knochen zu kühlen. Nachdem der Operateur die Bohrmaschine ergriffen hat, bekommt der Assistent eine mit Spülflüssigkeit gefüllte Spritze mit einem Knopfkanülenansatz gereicht.

Einige Hersteller haben an ihren Bohrmaschinen die Möglichkeit, über ein Infusionssystem eine Spülung laufen zu lassen. In der Praxis ist das meist umständlich, zeitaufwändig und wird deshalb häufig nicht eingerichtet. Die unterschiedlichen Systeme können durch Handauslösung oder durch Fußschalter betrieben werden.

Das Spezialinstrumentarium in der Traumatologie ist sehr vielfältig und immer herstellerspezifisch. Zu den unterschiedlichen Implantaten gibt es in der Regel das passende Implantierungsinstrumentarium. Implantate passen nur, wenn das korrekt vorbereitete Instrumentarium benutzt wird. Grundregeln sind, dass Instrumente und Implantate zusammen passen müssen, Systeme unterschiedlicher Hersteller können nicht gemischt werden. Die verwendeten Platten und Schrauben müssen aus demselben Material hergestellt sein. Schon verwendete Schrauben und Platten dürfen ein zweites Mal nicht zur Anwendung kommen.

4.4   Gynäkologische Instrumente

Hannelore Schlautmann

In der Gynäkologie werden ebenfalls Grundinstrumentarien wie Schere, Pinzette und Nadelhalter benutzt, die in ihrer Funktion schon beschrieben worden sind. Wie in den anderen Fachbereichen gibt es Spezialinstrumente, die ihrer Funktion entsprechend eingesetzt werden. Auch hier wird es unterschiedliche Bezeichnungen für die benötigten Spezialinstrumente geben. So bietet die Industrie allein z. B. für das Absetzen des Uterus unterschiedlichste Fasszangen mit unterschiedlichen Spezialnamen an, deshalb kann nur ein kleiner Auszug genannt werden.

Zu bedenken ist bei der gynäkologischen Instrumentanz, dass die Eingriffe entweder abdominal vorgenommen werden, dann gelten alle Regeln, die bei den Instrumenten angesprochen werden. Wird der Eingriff jedoch über einen vaginalen Zugang durchgeführt, ändert sich der Anreichwinkel, da die instrumentierende Pflegekraft häufig schräg hinter dem sitzenden Operateur steht oder rückenschonend ebenfalls sitzt.

Um die Sterilität des Instruments zu gewähren, wird das Instrument rechts am Oberarm des Operateurs vorbei gereicht. Dann ist zu bedenken, wie das Instrument eingesetzt wird, welcher anatomischen

Struktur die Biegung folgen soll. Dementsprechend liegt das Instrument in der Hand der Pflegekraft.

Im Rahmen der minimalinvasiven Chirurgie werden ebenfalls viele Eingriffe der Gynäkologie durchgeführt. Die Instrumentation ist gleich der im ► Abschn. 4.2 besprochenen.

4.4.1 Spekula

Das Wort Spekulum (Plural: Spekula) kommt aus dem Lateinischen und bedeutet so viel wie Spiegel. Unter diesen Begriff fallen alle Instrumente, die rinnen- oder röhrenförmig sind. Sie werden in natürliche Körperöffnungen eingeführt (Mastdarmspekulum, Nasenspekulum).

In der Frauenheilkunde wird mit unterschiedlich geformten Spekula das Scheidengewölbe aufgehalten und inspiziert. Dadurch kann der Operateur die Vagina inspizieren, die Zervix erkennen und die Portio darstellen. Ein einzelnes Spekulum wird auch als **Blatt** bezeichnet.

Spekula gibt es handgehalten und selbsthaltend. Die Spekula werden den anatomischen Größenverhältnissen der Patientin angepasst, sodass sie in vielen Größen zur Verfügung stehen. Sie werden bei allen vaginalen Eingriffen eingesetzt. An manche Spekula kann ein Gewicht angehängt werden, sodass sie wie ein Selbsthalter wirken. Das Scheidenspekulum nach **Kristeller** ist ein Scheideneinsteller ohne Selbsthalter (◘ Abb. 4.66).

Es wird ein vorderes und ein hinteres Blatt unterschieden, je nachdem, ob das vordere oder das hintere Scheidengewölbe dargestellt werden soll. Das hintere Blatt wird wegen seiner Form auch als Rinnenspekulum bezeichnet, da es zum Ablaufen von Flüssigkeiten und zum Auffangen von Sekret eine Rinne hat. Da es »unten« eingesetzt wird, heißt es in den Katalogen der Hersteller auch unteres Blatt, das flach geformte Blatt wird als vorderes oder oberes Blatt bezeichnet.

Das Scheidenspekulum nach **Scherback** gibt es mit verschiedenen Blättern und Rinne. Durch das Anbringen eines Gewichtes an das untere Blatt fungiert es als selbsthaltendes Spekulum (◘ Abb. 4.67).

Das Scheidenspekulum nach **Breisky** ist anders gebogen und erlaubt die vaginale Einstellung in alle Richtungen und wird deshalb oft seitlich eingesetzt. Die Blätter gibt es in lang und kurz, die Bezeichnungen dafür variieren in den OP's, häufig werden sie als seitliches Blatt benummert von 1–5 benannt (◘ Abb. 4.68).

Das Spekulum nach **Doyen** ist recht breit und wird gern als unteres Blatt während einer vaginalen Operation eingesetzt, um den Situs gut überschaubar darzustellen (◘ Abb. 4.69).

Alle Spekula gibt es in kleineren Varianten, um sie in der Kinderchirurgie anwenden zu können.

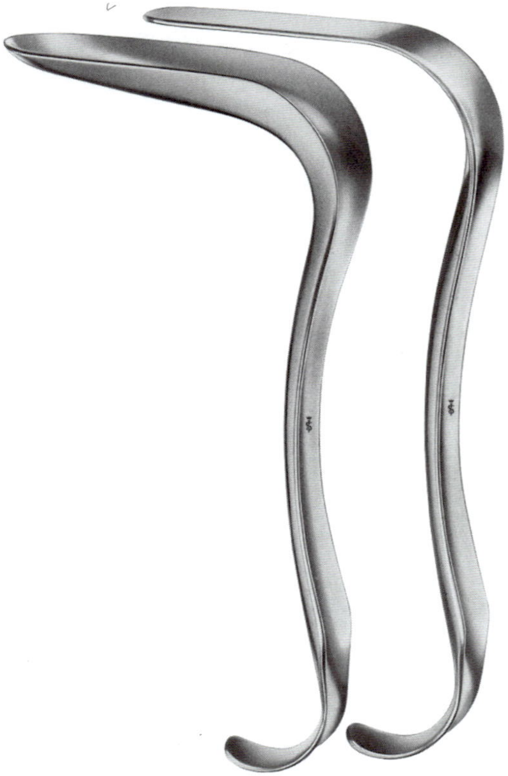

4

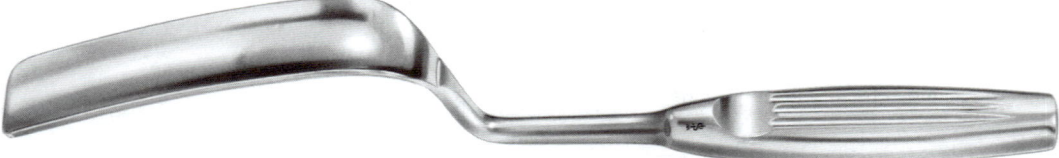

■ **Instrumentation**

Spekula werden immer feucht angereicht, um die Scheidenschleim-
haut auch bei längerem Verweilen der Instrumente nicht austrocknen
zu lassen. Dabei ist zu beachten, dass physiologische Kochsalzlösung
die Oberflächenlegierung des Instruments angreift. Der Instrumentant kennt die Namen und das Einsatzgebiet der einzelnen Spekula
und ggfs. die hausinterne Größenbezeichnung.

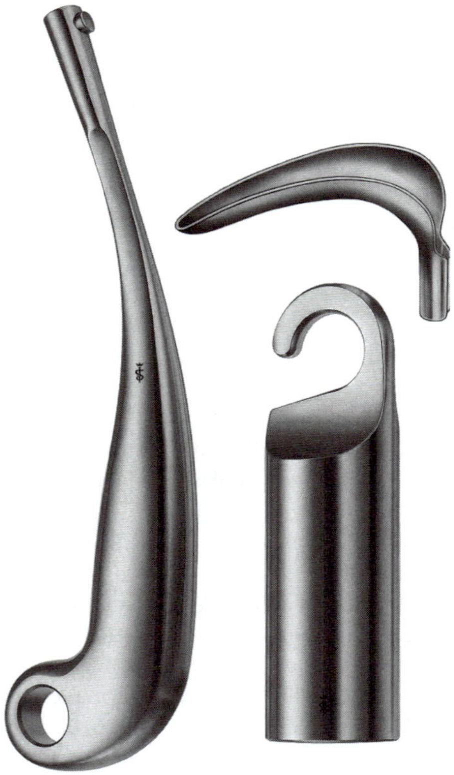

Ein Spekulum hat einen leicht gewölbten Griff und das jeweilige
Blatt (mit oder ohne Rinne). Der Instrumentant fasst das Instrument

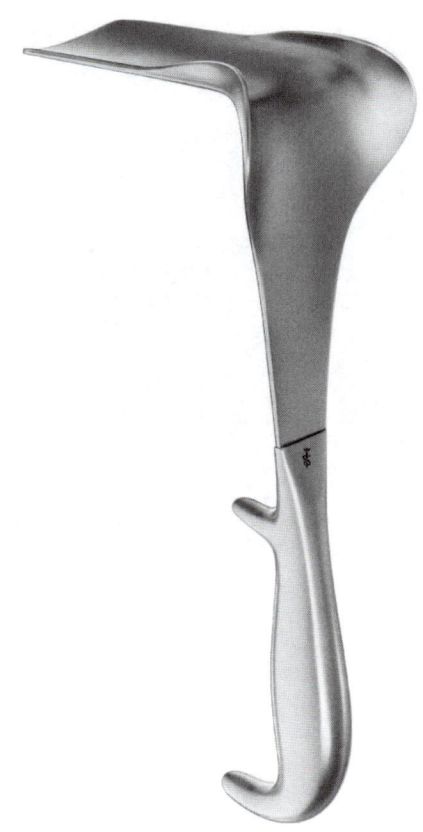

◘ Abb. 4.69 Scheidenspekulum nach Doyen. (Fa. Aesculap AG, mit freundl. Genehmigung)

immer an dem Blatt, hält dieses waagerecht, sodass der Operateur den senkrecht nach oben oder nach unten stehenden Griff ergreifen und das Spekulum sofort einführen kann (◘ Abb. 4.70).

4.4.2 Dilatatoren

Ein Dilatator ist ein Instrument, das zur Erweiterung eines Kanales eingesetzt wird, die Bezeichnung »Bougie« ist ebenfalls gebräuchlich. Diese Instrumente sind aus Metall oder Kunststoff und haben eine abgerundete Spitze. Es gibt sie zur schrittweisen Erweiterung in aufsteigendem Durchmesser, der in »Charrière« gemessen wird.

Bevor Küretten zum Ausschaben in den Uterus eingeführt werden können, muss der Muttermund gedehnt werden. Dazu kommen metallene **Hegarstifte** zum Einsatz. Diese Uterusdilatatoren gibt es gerade oder leicht S-förmig gebogen (◘ Abb. 4.71, ◘ Abb. 4.72).

4

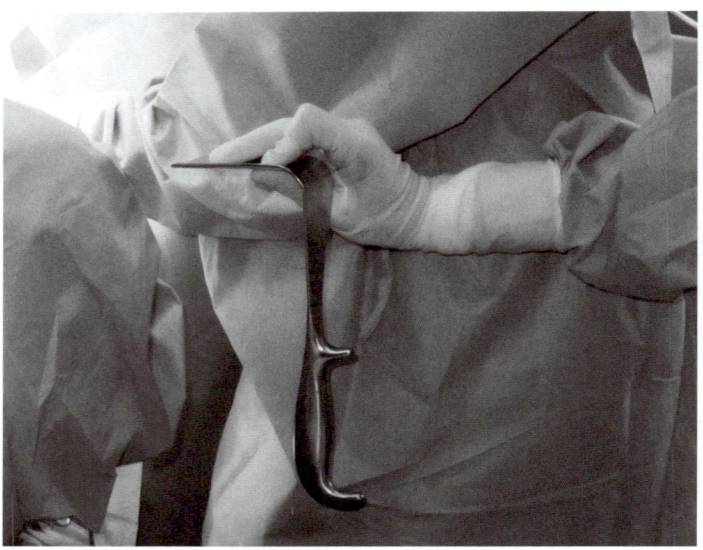

■ Abb. 4.70 Instrumentanz eines Spekulums.

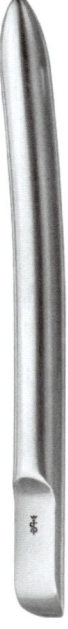

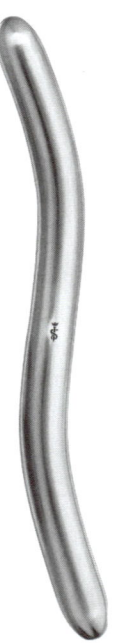

■ Abb. 4.71 **Gerader Hegarstift.** (Fa. Aesculap AG, mit freundl. Geneh- migung)

■ Abb. 4.72 **Gebogener Hegarstift.** (Fa. Aesculap AG, mit freundl. Geneh- migung)

- **Instrumentation**

Auch Dilatatoren sollten feucht angereicht werden, damit sie in der Schleimhaut des Muttermunds gleiten können (NaCl 0,9% greift die Oberflächenlegierung eines Instruments an und fördert die Rostbildung).

Ein Dilatator wird am stumpfen Ende gefasst und waagerecht gehalten, sodass der Operateur ihn sofort einführen kann. Das weitere Anreichen der Bougies erfolgt unaufgefordert in aufsteigendem Durchmesser, bis der Muttermund soweit dilatiert wurde, dass z. B. eine Kürette eingeführt werden kann.

4.4.3 Küretten

Das Wort stammt ursprünglich aus dem Französischen, deshalb ist »Curettage« ebenfalls ein korrekter Begriff, der Ausschabung bedeutet. Küretten werden in der Gynäkologie für eine Ausschabung der Gebärmutterschleimhaut (Endometrium) benutzt. Dabei ist es wichtig zu wissen, ob diese Ausschabung an einem nichtschwangeren oder an einem schwangeren Uterus vorgenommen wird, denn daraus resultiert, ob scharfe oder stumpfe Küretten benutzt werden.

Die Instrumente gibt es gerade oder im Arbeitsende leicht abgebogen, fest oder leicht biegsam. Die **stumpfe Kürette** ist ein langes, gerades Instrument mit einem Handgriff und einem offenen löffelartigen Arbeitsende, das nicht geschliffen ist. Je nach Größe des Uterus werden die Küretten zum Ausschaben der Gebärmutter z. B. bei Zustand nach Abort (Abb. 4.73) oder zur Beendigung einer bestehenden Schwangerschaft eingesetzt. Da die Gebärmutter durch die Schwangerschaft sehr weich ist und Perforationsgefahr besteht, kommen nur stumpfe Küretten zum Einsatz (Abb. 4.74).

Die scharfe Kürette ist genauso geformt wie die stumpfe, es gibt sie gerade oder leicht abgebogen, fest oder leicht biegsam. Auch hier werden die verschiedenen Größen des Instruments je nach Ausdehnung des Uterus eingesetzt (Abb. 4.75, Abb. 4.76). Das Instrument wird zur Abrasio bei Verdacht auf Zervix- oder Korpuskarzinom eingesetzt.

Hinweis Bei einer fraktionierten Abrasio wird zunächst die Zervix ausgeschabt und dann erst dilatiert. Hiermit wird verhindert, dass evtl. vorhandene Tumorzellen in den Korpus gelangen können.

- **Instrumentation**

Der Instrumentant muss sich vor dem Anreichen immer davon überzeugen, ob die Kürette scharf oder stumpf ist. Dazu fährt er mit dem Daumen über die Öffnung, der Unterschied einer scharfen Kürette von einer stumpfen ist deutlich zu spüren. Der Instrumentant greift das Instrument am Arbeitsende und legt den Handgriff waagerecht in die Hand des Operateurs.

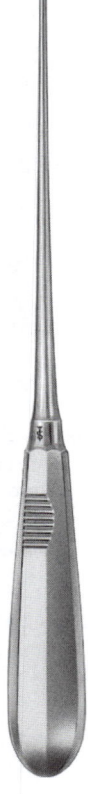

 Abb. 4.73 Abortkürette nach Recamier. (Fa. Aesculap AG, mit freundl. Genehmigung)

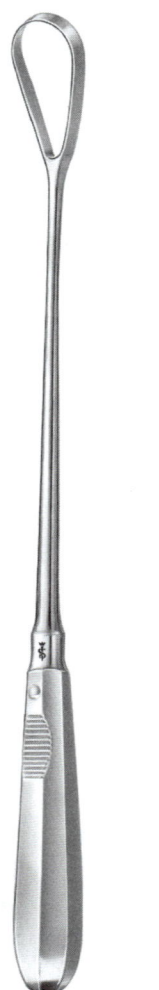

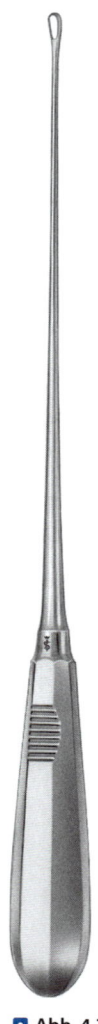

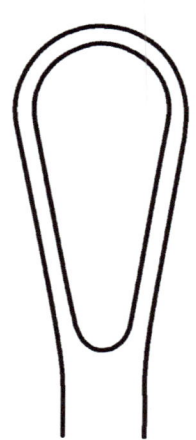

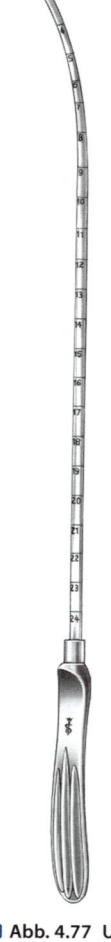

❒ **Abb. 4.74 Stumpfe Kürette nach Bumm.** (Fa. Aesculap AG, mit freundl. Genehmigung)

❒ **Abb. 4.75 Scharfe Kürette nach Recamier.** (Fa. Aesculap AG, mit freundl. Genehmigung)

❒ **Abb. 4.76 Scharfe Kürette nach Sims.** (Fa. Aesculap AG, mit freundl. Genehmigung)

❒ **Abb. 4.77 Uterussonde nach Sims.** (Fa. Aesculap AG, mit freundl. Genehmigung)

Uterussonde

An einem geriefelten Handgriff befindet sich eine lange, gebogene, skalierte Sonde, die in einer kleinen Kugel endet (❒ Abb. 4.77). Über diese Messsonde kann die Länge des Uterus bestimmt werden. Nach der Messung weiß der Operateur, wie weit die Küretten eingeführt werden dürfen.

Hinweis Bei einem schwangeren Uterus darf keine Sonde verwendet werden, da die Perforationsgefahr zu groß ist! Eventuell wird eine Sonde mit dicker Kugel eingesetzt.

■ **Instrumentation**

Alle Instrumente, die vaginal genutzt werden, sind vor dem Gebrauch anzufeuchten, sofern kein NaCl als Spüllösung verwendet wird. Die Uterussonde wird an der Kugel gefasst und waagerecht angereicht, sodass sie sofort eingeführt werden kann.

4.4.4 Fasszangen

Viele Klemmen und Zangen in der Gynäkologie ähneln denen im Kapitel der Abdominalchirurgie beschriebenen, das gilt v. a. für Organfasszangen. Hier werden nur einige genannt, die speziell für dieses Fachgebiet entwickelt wurden.

Ovarialfasszange

Diese Zange besteht aus zwei Teilen, die miteinander verschraubt sind (■ Abb. 4.78). Sie ist leicht gebogen und hat vorn eine ovale Öffnung, um ständig einen Blick auf die Durchblutung der Ovarien zu gewährleisten. Zum Greifen hat die Zange zwei Ringe, in die mit Daumen und Mittelfinger gefasst werden kann, um die Zange zu öffnen. Die Querriefelung an der Innenseite der ovalen Öffnungen ermöglicht ein Fassen der Ovarien, ohne Schäden zu verursachen. Mit der Zange werden die Ovarien gefasst, gehalten oder hochgezogen, um so das Operationsgebiet zugänglich zu machen. Es gibt diese Ovarienfasszangen mit und ohne Arretierung.

Alternativ gibt es die Klemme ohne Arrettierung nach **Kelly**.

Parametriumklemme

Die Parametriumklemmen werden bei der abdominellen Hysterektomie verwendet (■ Abb. 4.79). Es sind kräftige Fasszangen, im vorderen Drittel leicht gebogen. Sie haben eine Längsriefelung in den Arbeitsteilen, die das Gewebe fixiert, aber nicht traumatisiert.

Alternativ steht die Hysterektomieklemme nach **Wertheim** zur Verfügung, die ähnlich aussieht. Auch diese Klemme gibt es in gerader, gebogener und gewinkelter Form im Handel. Ebenfalls gern als Hysterektomieklemme angewendet werden kräftige Klemmen, die zwei Zähnchen (chirurgisch traumatische Zange) an den Maulenden zum festen Verschließen der Zange haben. Das Maulprofil ist weder längs noch quer, sondern diagonal geriefelt, um ein Abrutschen des Gewebes zu verhindern. Damit können die Adnexabgänge und die A. ovarica gefasst werden. Diese Fasszange ist so kräftig konzipiert, damit die Gefäße nicht abrutschen können.

Hakenzange

Die unterschiedlichen Hakenzangen werden bei abdominalen Eingriffen zum Fassen des Uterus oder von Myomen benutzt (■ Abb. 4.80, ■ Abb. 4.81). Bei den vaginalen Eingriffen wird mit der Kugel-Hakenzange der Muttermund (Portio) gefasst. Im Maul der Zange sind auf

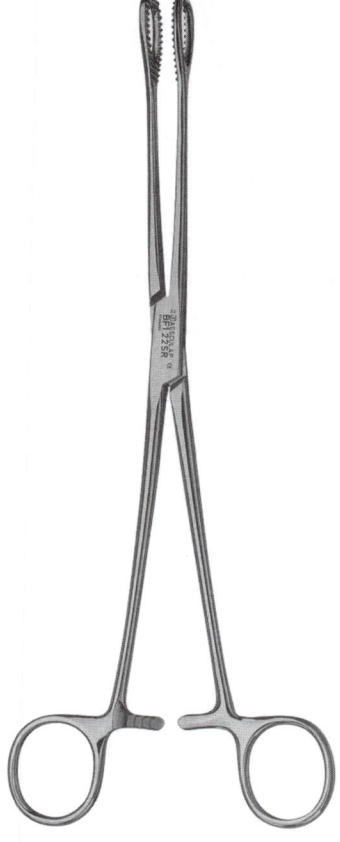

■ **Abb. 4.78 Gewebefasszange nach Förster-Ballenger.** (Fa. Aesculap AG, mit freundl. Genehmigung)

4

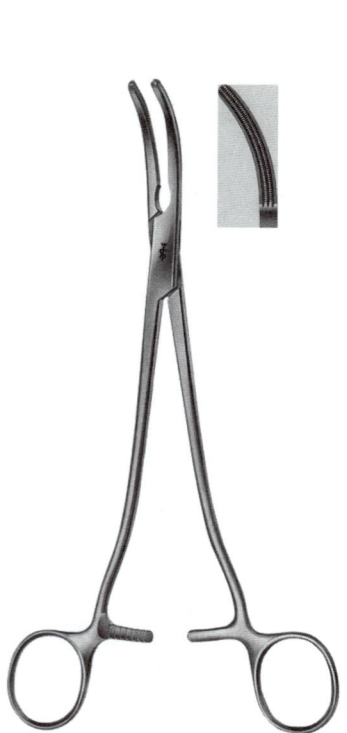

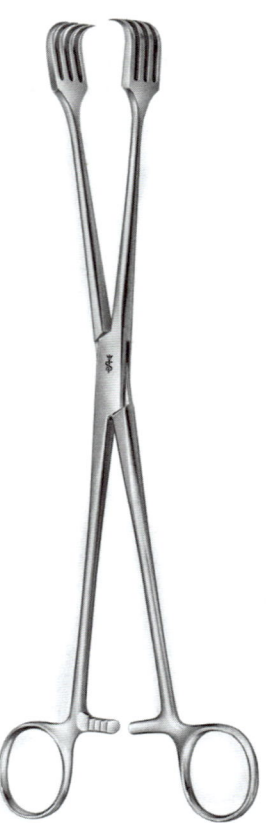

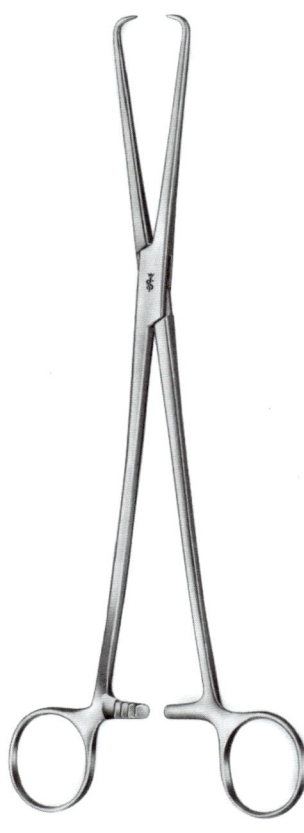

■ Abb. 4.79 **Hysterektomieklemme nach Heany.** (Fa. Aesculap AG, mit freundl. Genehmigung)

■ Abb. 4.80 **Hakenzange nach Aesculap-Pratt.** (Fa. Aesculap AG, mit freundl. Genehmigung)

■ Abb. 4.81 **Hakenzange nach Schröder.** (Fa. Aesculap AG, mit freundl. Genehmigung)

jeder Seite ein, zwei, vier oder sechs Zähnchen, die je nach Größe des Uterus zum Greifen und Halten vorgesehen sind.

Alternativ sind Hakenzangen nach **Czerny**, **Museux**, **Martin** oder **Braun** im Handel.

■ **Instrumentation**

Der Instrumentant fasst die Zange mit der rechten Hand am Arbeitsende, die Biegung des Instruments folgt der Hand über die geschlossenen Finger. Dem Operateur wird das Instrument in die Hohlhand gelegt. Danach greift er mit Daumen und Mittelfinger in die Ringe.

Bei vaginalem Zugang wird das Instrument von schräg oben mit einem diagonalen Winkel in die leicht erhobene Hand des Operateurs gelegt. Die Biegung des Instruments folgt beim Anreichen schon der anatomischen Struktur der zu fassenden Schicht (■ Abb. 4.82).

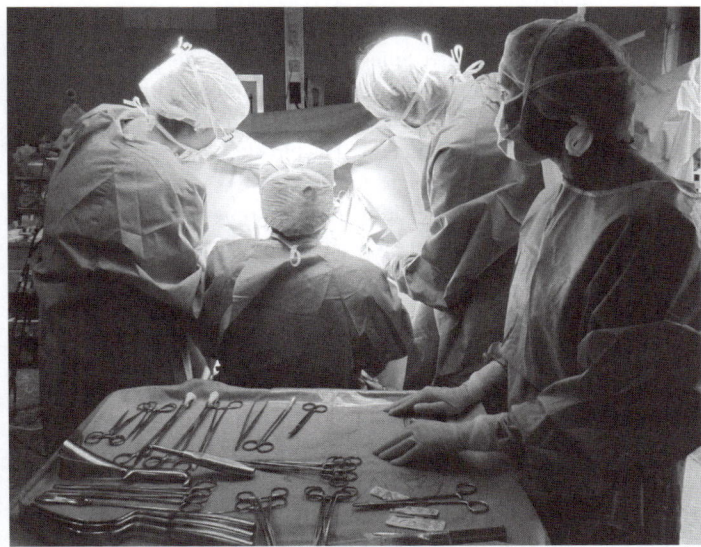

■ **Abb. 4.82** Instrumentanz bei vaginalen Eingriffen.

4.4.5 Schere

In der Gynäkologie wird häufig eine Schere bevorzugt, die am Maulende stark und im unteren Drittel am Griff nochmals gebogen ist, um den Winkel im kleinen Becken der Frau zum Absetzen des vaginalen Teiles vom Uterus besser erreichen zu können (■ Abb. 4.83).

■ **Instrumentation**

Auch hier richtet sich die Instrumentanz nach der Stellung des Instrumentanten. Bei einem abdominalen Zugang steht der Instrumentant in der Regel dem Operateur gegenüber. Dabei ist das Instrument so am Arbeitsende zu fassen, dass die Biegung am Maul der Schere sich über den Zeigefinger des Instrumentanten wölbt.

Bei vaginalem Zugang muss der Instrumentant seine Hand mit dem Instrument drehen, damit der Operateur die Schere so greifen kann, dass die Biegung des Mauls der Schere der zu schneidenden Struktur folgt.

4.4.6 Gynäkologische Spezialinstrumente

In jeder gynäkologischen Operationsabteilung gibt es wiederum Spezialinstrumente, von denen hier nur einige wenige genannt werden.

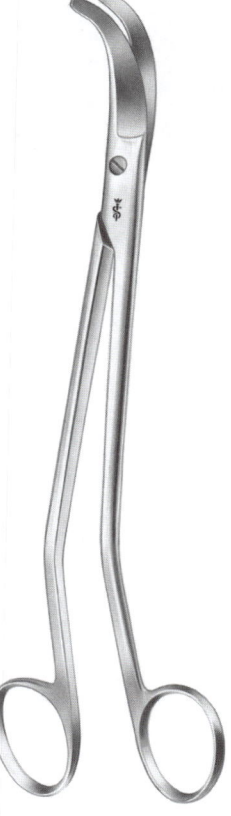

■ **Abb. 4.83** Uterusschere nach Bozemann. (Fa. Aesculap AG, mit freundl. Genehmigung)

4

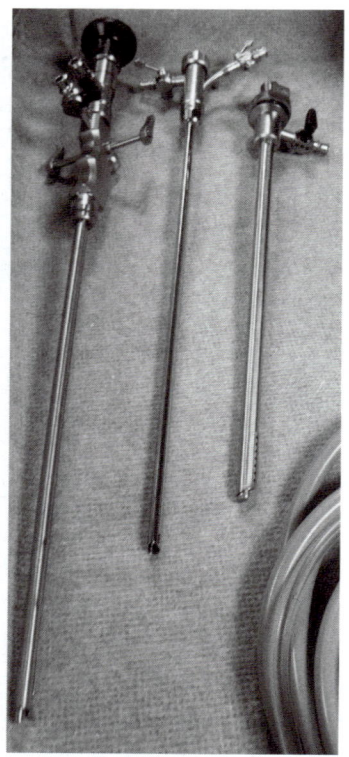

□ Abb. 4.84 Hysteroskop.

Hysteroskop

Das Wort »Hystera« kommt aus dem Griechischen und bedeutet Gebärmutter, Skopie bedeutet Spiegeln. Hysteroskopie (Gebärmutterspiegelung) bedeutet, die Gebärmutterhöhle mittels optischen Instrumenten einzusehen. Dabei wird das Bild der Höhle auf einen Monitor übertragen. Die Indikation zu einer Hysteroskopie kann diagnostisch wie auch therapeutisch bedingt sein.

Vor einer Kürettage wird häufig hysteroskopiert, um eine Ausschabung im unbekannten Raum zu vermeiden. Nach Desinfektion und Einstellung der Scheide mittels Spekula wird das Hysteroskop, ein Lichtstab mit ca. 3,5 mm Durchmesser, eingeführt. Um die Gebärmutterhöhle zu entfalten, wird angewärmte »Purisolelösung« eingebracht.

❯ **Bei einer operativen HSK (Hysteroskopie) darf wegen des Einsatzes eines HF-Gerätes kein NaCl angewendet werden, denn dadurch kann es zu Verbrennungen kommen.**

Das Instrument überträgt durch den Anschluss an ein Videosystem das Bild der Gebärmutterhöhle in vielfacher Vergrößerung auf den Bildschirm, dadurch kann schnell über den Fortgang der Operation entschieden werden. Über das Hysteroskop können Polypen abgetragen, Gewebeproben zur Krebsdiagnostik entnommen oder eine visuelle Diagnose der Schleimhaut vorgenommen werden.

Das Hysteroskop besteht aus zwei Teilen, einer Optik und einem Schaft (□ Abb. 4.84). Das Instrument muss vor dem Eingriff zusammengebaut werden. Alle Anschlüsse, Lichtleitkabel und Spülschlauch werden überprüft und erst nach der Platzierung des Hysteroskops im Uterus angeschlossen.

Morcellator

Um über einen vaginalen Zugang einen großen Uterus entfernen zu können, ist es häufig nötig, das Präparat zu zerstückeln. Das Wort für Zerstückelung kommt aus dem Französischen und heißt »morcellement«. Dementsprechend heißt das Instrument Morcellator. Das ist ein Messer, das die kräftige Uterusmuskulatur problemlos durchdringt.

Viele Operationen in der Gynäkologie sind laparoskopisch durchführbar. Vielfach ähneln die Instrumente denen in ▶ Abschn. 4.2 vorgestellten. Wenige Spezialinstrumente kommen hinzu, als Beispiel sei hier nur eines genannt:

Endoskopischer Morcellator

Dieses Instrument ermöglicht eine intraabdominelle Zerkleinerung des Myoms oder des Uterus über einen kleinen Motor, der das Uterusgewebe drehend zerstückelt. Die dazu benötigten Messer sind Einwegmesser, die nach jedem Gebrauch verworfen werden. Es besteht aus mehreren Einzelteilen und muss nach den Angaben des Herstellers am Instrumentiertisch zusammengebaut werden.

4.5   Urologische Instrumente

Margret Liehn

In der Urologie werden die bekannten Grund- und Bauchinstrumente benötigt und bei Schnittoperationen einige Spezialinstrumente, die hier vorgestellt werden. Viele Eingriffe werden jedoch transurethral durchgeführt und hier kommen andere Instrumente zum Einsatz, als die bisher besprochenen.

4.5.1 TUR-Instrumente

Die Abkürzung TUR steht für transurethrale Resektion, also wird durch die Harnröhre in der Blase oder an der Prostata Gewebe entfernt. Dazu wird durch die Harnröhre ein Instrument mit einem Lumen in die Blase eingeführt und an eine Lichtquelle und einen Monitor angeschlossen, sodass der Operateur das Operationsfeld auf dem Monitor erkennen kann. Das erkrankte Gewebe wird dann jedoch nicht mit einer Schere entfernt, sondern mittels Schlingen, die hochfrequenten Strom führen.

Im Vorfeld wird ein Urethrotom in die Harnröhre eingeführt, um diese an ihrer Engstelle einzuschlitzen. Das kann unter Sicht erfolgen als Urethrotomie nach Sachse oder »blind« als Urethrotomie nach Otis (◘ Abb. 4.85). Das Harnröhrenmesser ist in das Instrument integriert und wird vom Operateur manuell ausgefahren, wenn die Engstelle erreicht ist.

Soll Gewebe aus der Prostata oder der Blase entfernt werden, spricht man von einer Resektion, dementsprechend heißt das Instrument Resektoskop (◘ Abb. 4.86). In dieses Resektoskop wird eine Optik eingeführt, die die Sicht ermöglicht, über verschiedene Arbeitskanäle wird Spülflüssigkeit zugeführt und abgelassen und die einzelnen Resektionsinstrumente eingeführt.

Wird in einem mit Flüssigkeit gefüllten Raum mittels hochfrequentem Strom gearbeitet, darf diese Flüssigkeit keinesfalls Strom leiten, deshalb ist Kochsalzlösung oder Wasser nicht möglich. Die Lösung muss elektrolytfrei sein, deshalb kommt häufig »Purisole« (Fa. Fresenius-Kabi) zum Einsatz.

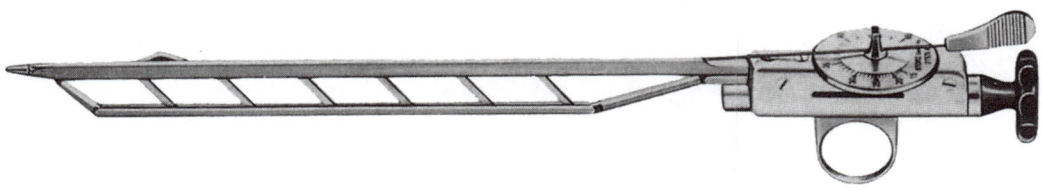

◘ **Abb. 4.85 Urethrotom nach Otis.** (Fa. Karl Storz, mit freundl. Genehmigung)

4

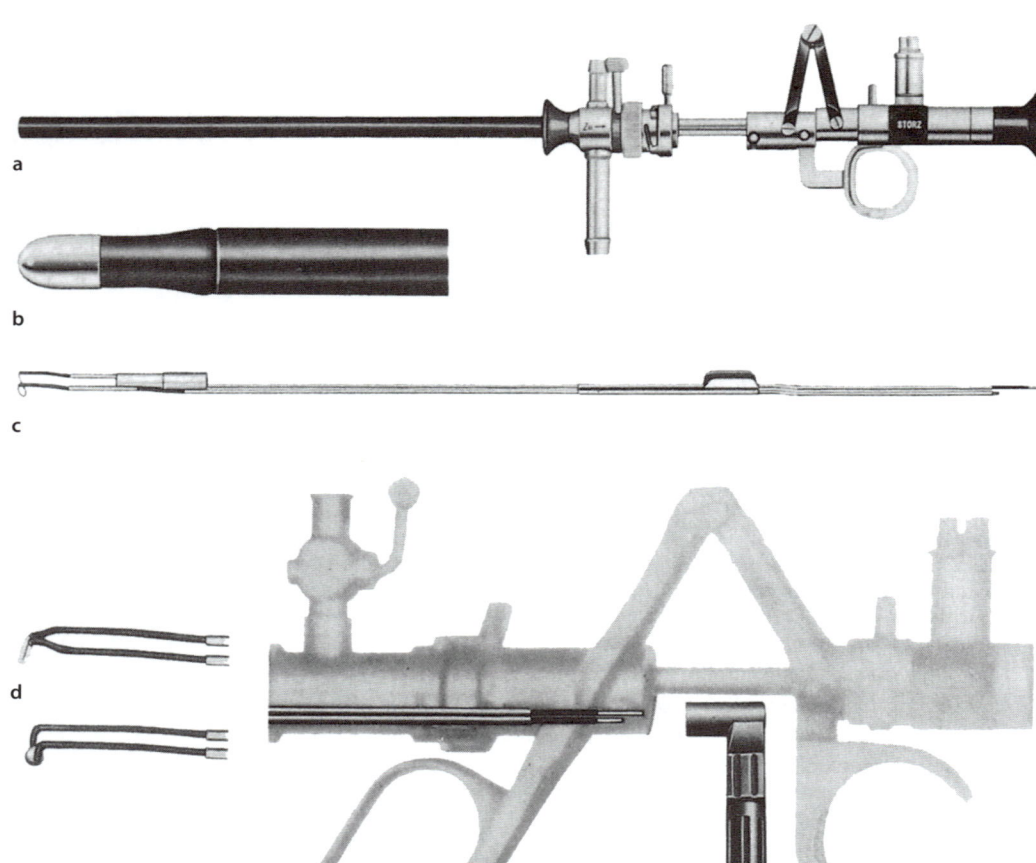

□ **Abb. 4.86 Elektroresektionsinstrument. a** Resektoskop mit eingesetzter Optik
und teflonüberzogenem Schaft mit Zentralhahn. **b** Atraumatischer Spreizobtura-
tor nach Leusch für den Schaft, der das scharfkantige Schaftende abdeckt.
c Schlingenelektrode. **d** Elektrodenvarianten: oben Hakensonde, unten Koagula-
tionselektrode mit Kugelrolle. **e** Anschluss der Elektrode an das Hochfrequenzleit-
kabel am Elektrotom. (Fa. Karl Storz, mit freundl. Genehmigung)

■ **Instrumentation**

Da der Patient für diese Eingriffe in Steinschnittlagerung positioniert
wird, sitzt der Operateur zwischen den angehobenen Beinen. Hier
gelten die gleichen Regeln der Instrumentation, die bei den vaginalen
Eingriffen angesprochen wurden. Der Instrumentant steht im Rücken
des Operateurs und reicht an dessen rechtem Arm vorbei die Instrumente an.

Im Vorfeld müssen die einzelnen Instrumente zusammengesetzt
werden. Das muss unbedingt vorher geübt werden, da jeder Hersteller
eigene Mechaniken bevorzugt. Die Instrumente werden zusammengebaut und es muss geprüft werden, ob die einzelnen Mechaniken rei-

bungslos funktionieren, nur dann kann ein Instrument eingesetzt werden. Alle benötigten Zusatzinstrumente liegen standardisiert bereit.

Das Instrument wird an seinem Arbeitsteil gefasst und schräg mit dem Griff nach oben angereicht, so dass es sofort in die Harnröhre eingeführt werden kann. Alle transurethral benötigten Instrumente werden in dieser Form angereicht.

Viele Eingriffe in der Urologie werden laparoskopisch durchgeführt, die Instrumente ähneln denen in ▶ Abschn. 4.2 vorgestellten, mit wenigen Zusatzinstrumenten, die der Steinbergung dienen. Diese sehen aus wie kleine Körbchen oder Löffel und können Steine aufnehmen und durch einen Trokar nach außen bergen. Die Instrumentation ändert sich nicht.

Schnittoperationen in der Urologie

Wird die Operation über einen Schnitt durchgeführt, kommen Grund- und Laparotomieinstrumente zum Einsatz.

4.5.2 Prostata und Blase

Durch die besonderen anatomischen Verhältnisse, z. B. im kleinen Becken, müssen die Haken lang und schmal sein und einen relativ spitzen Winkel vorweisen (◘ Abb. 4.87).

Der Platz zum Operieren ist im kleinen Becken sehr begrenzt, deshalb werden selbsthaltende Systeme bevorzugt, die einen geringen Platzbedarf haben (◘ Abb. 4.88).

Retraktoren, Fasszangen und Präparierklemmen sind häufig im Griff gewinkelt, um den Zugang zur Prostata übersichtlich zu halten (◘ Abb. 4.89).

4.5.3 Nieren

Wird an der Niere operiert, liegt in der Regel eine Tumor- oder Steinerkrankung zugrunde. Wird eine Niere entfernt, müssen die benötigten Klemmen fest fassen, um eine starke Blutung zu vermeiden, muss die Blutzufuhr nur passager unterbrochen werden, dürfen die zarten Gefäßstrukturen am Nierenhilus durch das Abklemmen nicht zerstört werden. Gleiches gilt für Klemmen, die den Ureter fassen sollen.

Das bedeutet, die Klemmen haben eine atraumatische Riefelung und eine Biegung am Arbeitsteil, die die Übersicht gewährleistet. Hier kommen spezielle Klemmen für die Urologie zum Einsatz (◘ Abb. 4.90) oder atraumatische Klemmen, die aus der Darm- oder der Gefäßchirurgie bekannt sind, wie die **Satinsky**-Klemme (▶ Kap. 3, ◘ Abb. 3.40).

Vergleichbar wäre die Nierenklemme nach **Stille**, die hier nicht abgebildet ist. Um am Nierenstiel (Hilus) zu arbeiten, wird eine Biegung des Mauls wie bei der **Satinsky**-Klemme oder eine Winkelung wie bei der **Wertheim**-Klemme benötigt, um die Sicht zu erhalten.

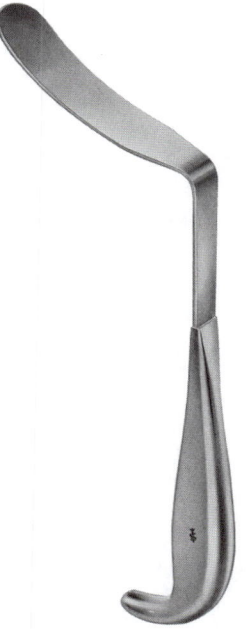

◘ **Abb. 4.87 Blasenspatel nach Legueu.** (Fa. Aesculap AG, mit freundl. Genehmigung)

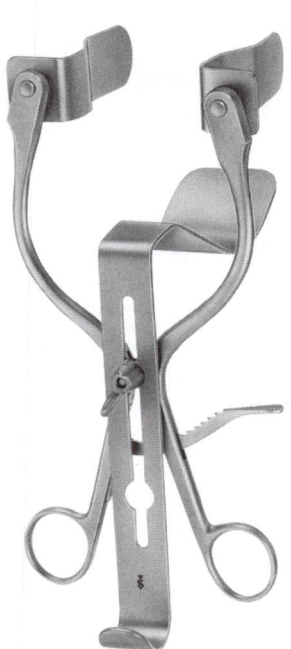

◘ **Abb. 4.88 Blasenspreizer nach Millin.** (Fa. Aesculap AG, mit freundl. Genehmigung)

4

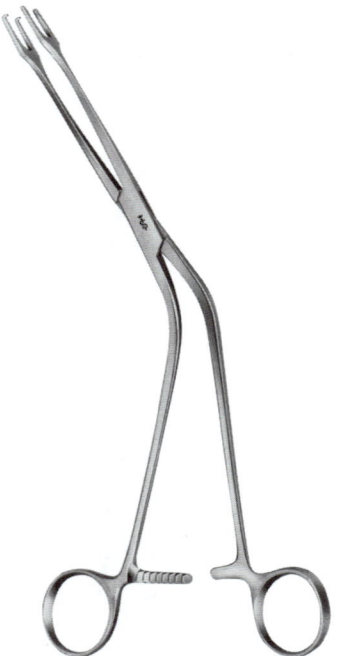

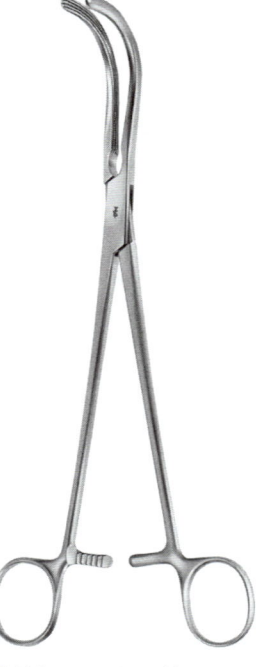

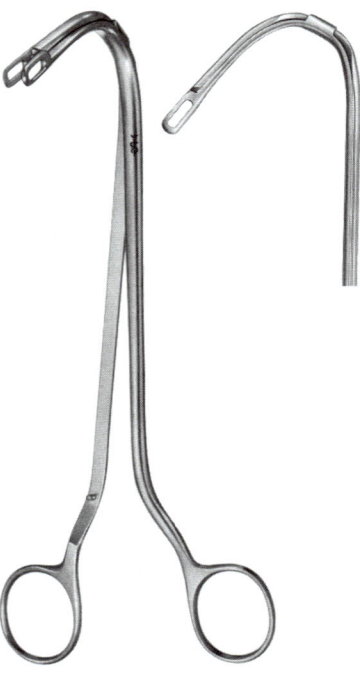

◻ **Abb. 4.89 Prostatafasszange nach Millin.** (Fa. Aesculap AG, mit freundl. Genehmigung)

◻ **Abb. 4.90 Nierenklemme nach Guyon.** (Fa. Aesculap AG, mit freundl. Genehmigung)

◻ **Abb. 4.91 Nierensteinzange nach Randall.** (Fa. Aesculap AG, mit freundl. Genehmigung)

Zur Steinbergung werden Zangen benötigt, die einen Stein fassen, halten und entfernen können (◻ Abb. 4.91). Um allen anatomischen Regionen Rechnung zu tragen, liegen sie mit unterschiedlichsten Biegungen im Arbeitsteil vor. Sie sind nicht arretierbar, damit der Operateur fühlen kann, wie fest der Stein in der Zange gehalten werden muss, eine Sperre könnte durch zu festen Druck den Stein zerstören und so Steinkonkremente im Situs belassen.

▪ **Instrumentation**

Die Instrumentation in der Urologie unterscheidet sich in der Instrumentation bei transurethralen Eingriffen (▶ Abschn. 4.5.1) von der Instrumentation bei Schnittoperationen. Hier steht der Instrumentant dem Operateur gegenüber. Dieser steht auf der Seite des Patienten, auf der der Befund diagnostiziert wurde.

Alle Instrumente werden am Arbeitsteil gefasst, die Biegung folgt der anatomischen Struktur, an der das Instrument eingesetzt werden soll.

4.6 Gefäßchirurgische Instrumente

Margret Liehn

Gefäßchirurgische Eingriffe werden in speziellen Abteilungen durchgeführt, trotzdem sind einige der benötigten Instrumente in jeder Abteilung vorrätig und müssen bekannt sein. Um Eingriffe am Gefäßsystem durchführen zu können, müssen einige Grundregeln beachtet werden.

Der Aufbau von Venen und Arterien muss bekannt sein, denn daraus resultiert die Einsicht in die benötigten Klemmen und das Nahtmaterial. Wenn ein Gefäß abgeklemmt werden soll, gleichgültig, ob zum Anbringen eines Bypasses, eines Interponats, eines Venenersatzes oder einer Gefäßprothese, muss der Instrumentant die korrekte Klemme kennen, das Nahtmaterial mit der richtigen Nadelform bestimmen können und den entsprechenden Nadelhalter auswählen.

Der Anspruch an Instrumente, mit denen Gefäße gefasst, angeklemmt und ausgeklemmt werden, ist immer der der atraumatischen Riefelung und weichen Sperre. Venen haben keine Muskulatur, deshalb sind sie noch empfindlicher gegen traumatische Pinzetten und hart fassende Klemmen als Arterien. Deshalb werden atraumatische Pinzetten (▶ Abschn. 3.1.2) angereicht, wenn am Gefäßsystem operiert wird.

Die Größe der Klemme richtet sich nach dem Gefäßkaliber. An der Aorta muss die Klemme einen größeren Widerstand halten als an der A. femoralis. Nach dem Zugang zu dem Gefäß richtet sich die Form des gesamten Instruments, v. a. die Biegungen in den Branchen entsprechen dem Operationssitus.

4.6.1 Gefäßklemmen

Viele Gefäßklemmen wurden in ▶ Abschn. 3.1.4 schon benannt und beschrieben, weil sie auch als Darmklemmen benutzt werden können.

Hinzu kommen Arterien- oder Gefäßklemmen, die speziell für die Gefäßchirurgie entwickelt wurden. Diese Klemmen haben immer eine atraumatisch profilierte Arbeitsfläche, sie sind gekörnt, geriefelt, glatt oder fein kariert. Nach dieser atraumatischen Körnung sind viele Klemmen benannt, je nachdem, welcher Gefäßchirurg das Profil bevorzugte: **De Bakey** (längsgeriefelt mit feinsten Zähnchen) oder **Cooley** (ähnlich, die Riefelung ist plastischer angeordnet oder kariert).

In manchen Abteilungen gibt es die **Pilling**-Pinzette oder Klemme, auch mit einer atraumatischen längsgeriefelten oder gekörnten Maulprofilierung, der Name ist der der Herstellerfirma. Die Klemmen nach **Cooley** gelten als Gefäßklemmen (◘ Abb. 4.92). Es gibt sie mit unterschiedlich gewinkeltem (30°, 60°, 90° etc.) Maulteil und einer atraumatischen Zahnung, die ein Fassen von Gewebe ohne Quetschung erlaubt.

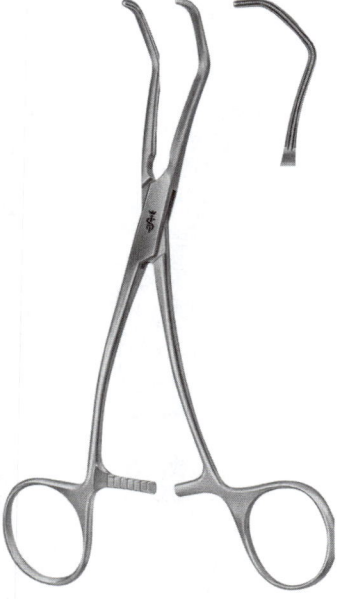

◘ **Abb. 4.92 Gefäßklemme nach Cooley.** (Fa. Aesculap AG, mit freundl. Genehmigung)

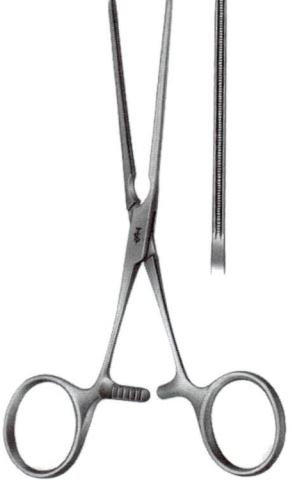

◘ Abb. 4.93 Gefäßklemme nach De Bakey. (Fa. Aesculap AG, mit freundl. Genehmigung)

Die Gefäßklemmen nach **De Bakey** haben eine spezielle von ihm entwickelte atraumatische Zahnung, sie können als Gefäßklemme aber auch als Ligaturklemme oder Darmklemme angewendet werden (◘ Abb. 4.93). Die Branchen sind abgebogen und das Maulteil unterschiedlich gebogen.

Im operativen Gebrauch wird häufig nur die Gradeinteilung der Klemme benutzt, 45° oder 90°-gewinkelte Klemmen, gebogene oder S- förmige Klemme.

Gefäßklemmen sperren entweder federnd oder haben eine weichklemmende Sperre, um auch im Gefäßlumen nicht zu traumatisieren. Diese Sperre ist in Gramm definiert und häufig mit Arterie oder Vene gekennzeichnet. Werden die Klemmen manuell angelegt, haben sie einen gerillten Griff, damit der Chirurg präzise fassen kann und keinesfalls von der Klemme abrutscht (◘ Abb. 4.94, ◘ Abb. 4.95).

Für sehr feine Gefäße kommen Mikro-Bulldog-Klemmen zum Einsatz, die wegen ihrer Größe nicht mehr direkt manuell aufgebracht werden können, sondern über eine Applikationszange platziert werden (◘ Abb. 4.96, ◘ Abb. 4.97).

Vergleichbare Gefäßklemmen werden nach **De Bakey**, **Glover** oder **Dieffenbach** benannt.

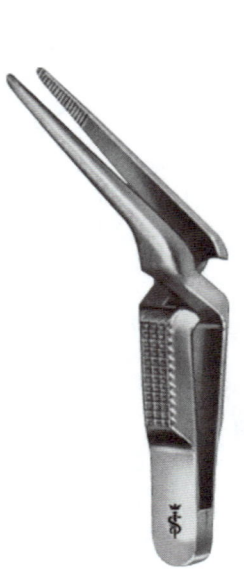

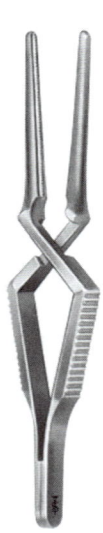

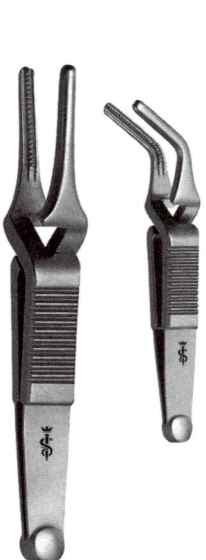

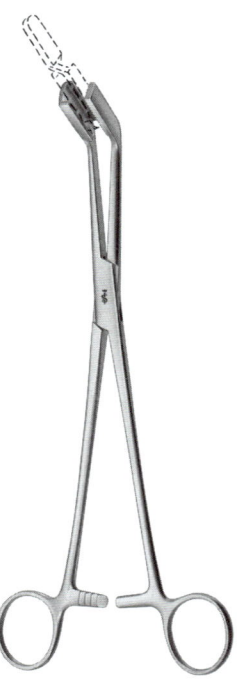

◘ Abb. 4.94 Bulldog-Klemme nach De Bakey-Hess. (Fa. Aesculap AG, mit freundl. Genehmigung)

◘ Abb. 4.95 Bulldog-Klemme nach De Bakey. (Fa. Aesculap AG, mit freundl. Genehmigung)

◘ Abb. 4.96 Mini-Bulldog-Klemme. (Fa. Aesculap AG, mit freundl. Genehmigung)

◘ Abb. 4.97 Zange zum An- und Abnehmen nach Johns-Hopkins. (Fa. Aesculap AG, mit freundl. Genehmigung)

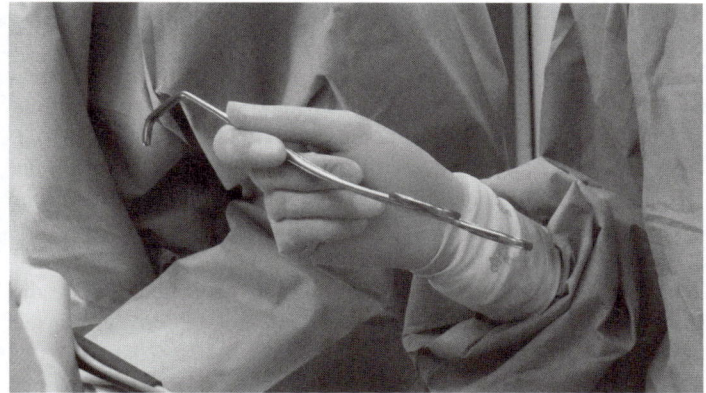

Abb. 4.98 Anreichen einer Gefäßklemme zum Abklemmen eines Gefäßes.

■ **Instrumentation**

Jeder Instrumentant muss die Operation kennen und wissen, was geschehen könnte, wenn das falsche Instrument zum Einsatz kommt. Anhand des Operationssitus kann der Instrumentant die Länge und die Form der benötigten Klemme wählen. Die Klemme wird am Maul gefasst, die Biegung des Maules folgt zumeist der Wölbung der rechten Hand des Instrumentanten, um diagonal gehalten, dem Operateur übergeben zu werden (■ Abb. 4.98, ■ Abb. 4.99).

Beim Anreichen eines Minibulldogs im Applikator muss bedacht werden, dass die Klemme nicht in der Zange fixiert ist und deshalb auf dem Weg zum Situs nicht aus dem Applikator fallen darf. Selbstverständlich werden alle Klemmen gezählt.

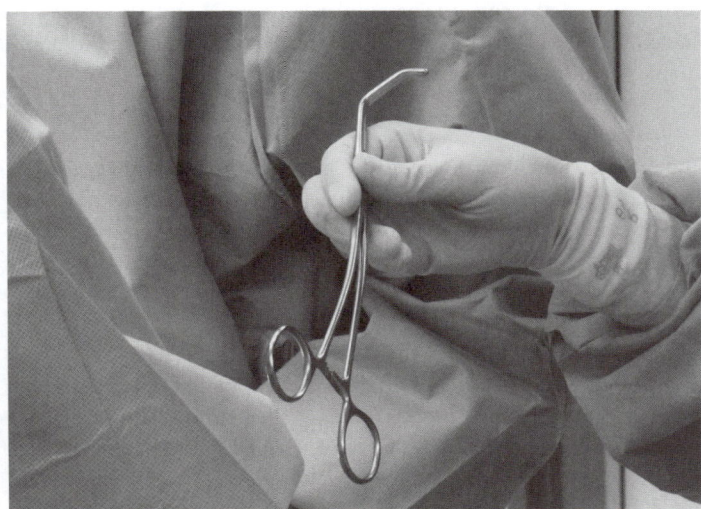

Abb. 4.99 Anreichen einer Gefäßklemme zum Ausklemmen eines Lumens.

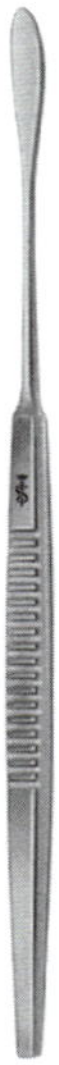

■ Abb. 4.100 Dissektor nach Schmidt. (Fa. Aesculap AG, mit freundl. Genehmigung)

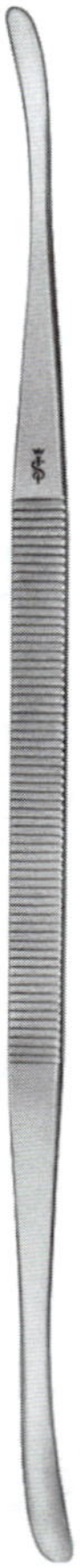

■ Abb. 4.101 Dissektor nach Tönnis. (Fa. Aesculap AG, mit freundl. Genehmigung)

4.6.2 Dissektoren

Im Lumen eines Gefäßes können sich z. B. Kalkablagerungen festsetzen. Um diese stumpf und für die Gefäßwand schonend zu entfernen, kommt häufig ein Dissektor zum Einsatz (■ Abb. 4.100, ■ Abb. 4.101). Dissektieren bedeutet so viel wie spalten, voneinander trennen. Eine Dissektion kann mit einem Instrument vorgenommen werden, aber auch mittels Wasserstrahl, Ultraschall und anderen Medien. Gefäßdissektoren liegen stumpf oder scharf vor, bestehen aus einem Griff und dem Arbeitsende. In der Regel kommen in der Gefäßchirurgie die stumpfen Dissektoren zum Einsatz (in der HNO werden die scharfen Dissektoren benutzt, um die Tonsillen aus ihrem Bett schälen).

Das Arbeitsende ist leicht aufgebogen, der Griff kräftiger mit einer geriefelten Fläche. Zum Einsatz kommen ebenfalls Dissektoren mit einem doppelendigen Arbeitsteil. Hier ist zu prüfen, ob beide Enden stumpf sind, oder eines stumpf und eines scharf (► Abschn. 4.3.1).

■ Instrumentation

Das Instrument wird an seinem Arbeitsende gefasst, die aufgebogene Fläche zeigt in das Gefäß. Der Dissektor wird schräg gehalten und mit der Arbeitsfläche voran dem Operateur übergeben.

4.6.3 Scheren

In der Gefäßchirurgie kommen sehr unterschiedlich gebogene und gewinkelte Scheren (■ Abb. 4.102, ■ Abb. 4.103) zum Einsatz, um im und am Gefäß präzise schneiden zu können. Die gewinkelte Schere nach **Potts de Martell** (kurz: **Potts**-Schere) wird eingesetzt, um ein Gefäß nach einer Stichinzision längs zu eröffnen, der Winkel kann variieren. Gerade, spitze Scheren werden zur Durchtrennung eines Gefäßes bevorzugt. Bei schwer zugänglichem Situs können die Branchen S-förmig oder C-förmig gebogen sein.

■ Instrumentation

Für die Instrumentation gelten die in ► Abschn. 4.6.1 angegebenen Regeln. Der Instrumentant weiß um den geplanten Einsatz und kann die gewünschte Schere dem Situs entsprechend anreichen.

4.6.4 Nerven- und Gefäßhäkchen

Zum Aufladen eines Gefäßes oder eines Nerven gibt es ein stumpfes Häkchen, entweder 90° gebogen oder mit einer runden Aufladefläche. Mit diesem Häkchen kann das Gefäß unterfahren und bei Bedarf von den umgebenden Strukturen gelöst werden. Einige haben einen kleinen runden Knopf an dem Ende der Arbeitsfläche, andere sind vorn nur abgerundet (■ Abb. 4.104, ■ Abb. 4.105).

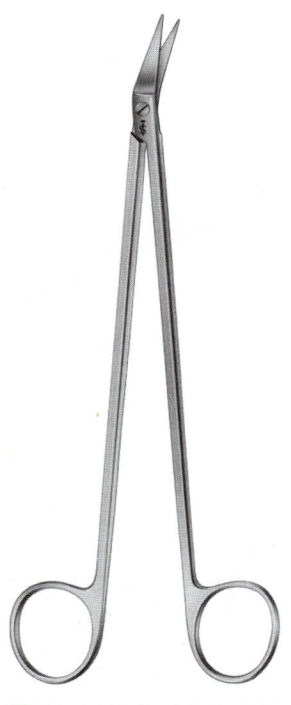

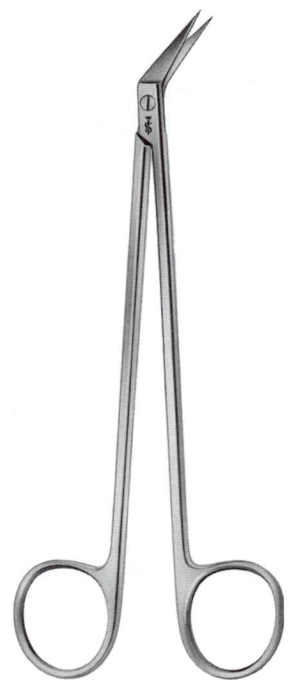

◻ **Abb. 4.102 Gewinkelte Schere nach Potts de Martell.** (Fa. Aesculap AG, mit freundl. Genehmigung)

◻ **Abb. 4.103 Gewinkelte Schere nach De Bakey.** (Fa. Aesculap AG, mit freundl. Genehmigung)

◻ **Abb. 4.104 Nerv-Häkchen nach Crile.** (Fa. Aesculap AG, mit freundl. Genehmigung)

◻ **Abb. 4.105 Nerv- und Gefäß-Häkchen nach Caspar.** (Fa. Aesculap AG, mit freundl. Genehmigung)

4

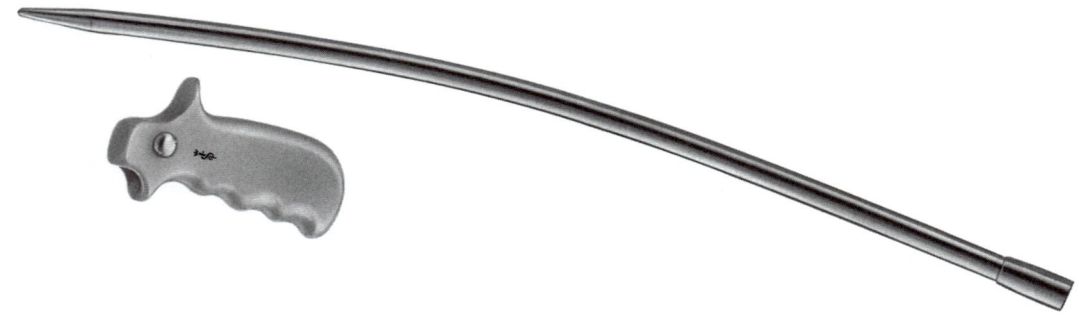

◨ **Abb. 4.106 Tunnelierrohr mit Handgriff nach Jenkner.** (Fa. Aesculap AG, mit freundl. Genehmigung)

4.6.5 Tunnelator

Als letztes sei hier noch ein Instrument genannt, dass Gewebe tunnelt, um z. B. eine vorbereitete Vene oder eine Gefäßprothese durch Weichteilgewebe zu führen (◨ Abb. 4.106). Dazu wird das Weichteilgewebe gespreizt, der Tunnelator in entgegengesetzter Richtung eingebracht und die Vene durchgezogen. In vielen Abteilungen kommt stattdessen eine feine gebogene Kornzange zum Einsatz.

Viele andere Instrumente finden in der Gefäßchirurgie Anwendung, die hier keine Erwähnung finden. Über Operationslehren und v. a. in der eigenen Operationsabteilung ist es unerlässlich, die Instrumente kennenzulernen und ihre Aufgabe, ihr Handling und ihre Namen zu üben.

4.7   Mikroinstrumente

Margret Liehn

In vielen operativen Disziplinen, in denen unter dem Mikroskop gearbeitet wird, kommen Mikroinstrumente zur Anwendung. Sie sind besonders zart und dementsprechend empfindlich gegen falsche Beanspruchung oder unsachgemäße Anwendung. Für dieses Instrumentarium gelten andere Bedingungen im Umgang, in der Instrumentanz und in der Lagerung.

Die Instrumente sind anders aufgebaut und so fein, dass jeder falsche Einsatz den Schliff oder die Spitze beschädigen würde. In den Griffen sind die Instrumente abgeflacht und haben außen ein Profil, was sie sicher in der Handhabung werden lässt. Sind die Branchen rund, ist ein Drehen während der Anwendung sehr leicht möglich, ohne dass die zweite Hand benötigt wird. Manche Mikroinstrumente haben eine kleine Aushöhlung für die Finger des Operateurs, damit das Instrument fest und ausbalanciert benutzt werden kann.

Die Pinzetten sind anatomisch, atraumatisch oder ohne Riefelung, aber auch chirurgische Pinzetten sind erhältlich. Die Scheren haben einen Federmechanismus und die Nadelhalter gibt es wahlweise mit oder ohne Raster.

4.7.1 Beispiele

Beispiele für Mikroinstrumente ◘ Abb. 4.107, ◘ Abb. 4.108, ◘ Abb. 4.109, ◘ Abb. 4.110 und ◘ Abb. 4.111.

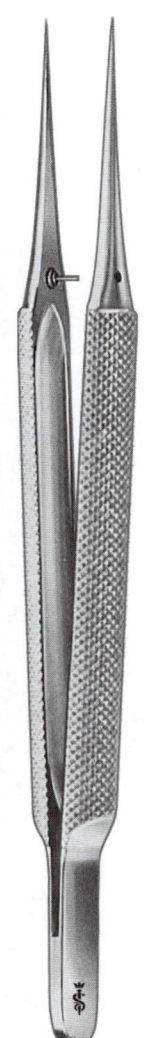
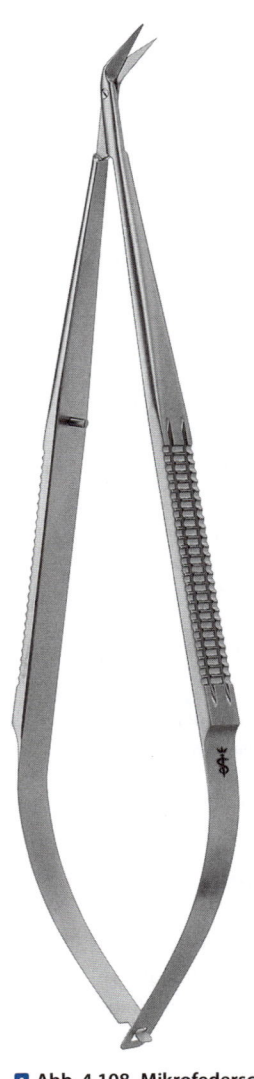
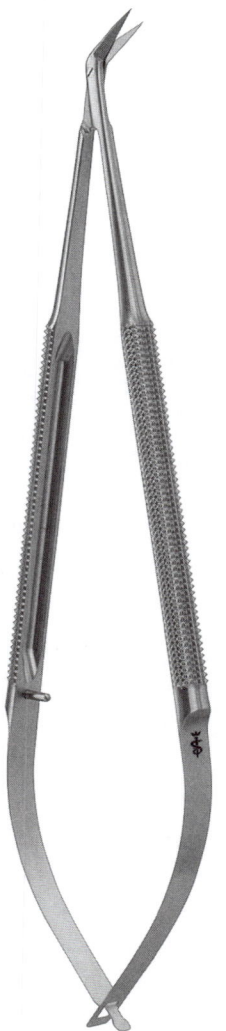

◘ **Abb. 4.107 Mikropinzette mit Rundgriff.** (Fa. Aesculap AG, mit freundl. Genehmigung)

◘ **Abb. 4.108 Mikrofederschere mit Flachgriff.** (Fa. Aesculap AG, mit freundl. Genehmigung)

◘ **Abb. 4.109 Mikrofederschere mit Rundgriff.** (Fa. Aesculap AG, mit freundl. Genehmigung)

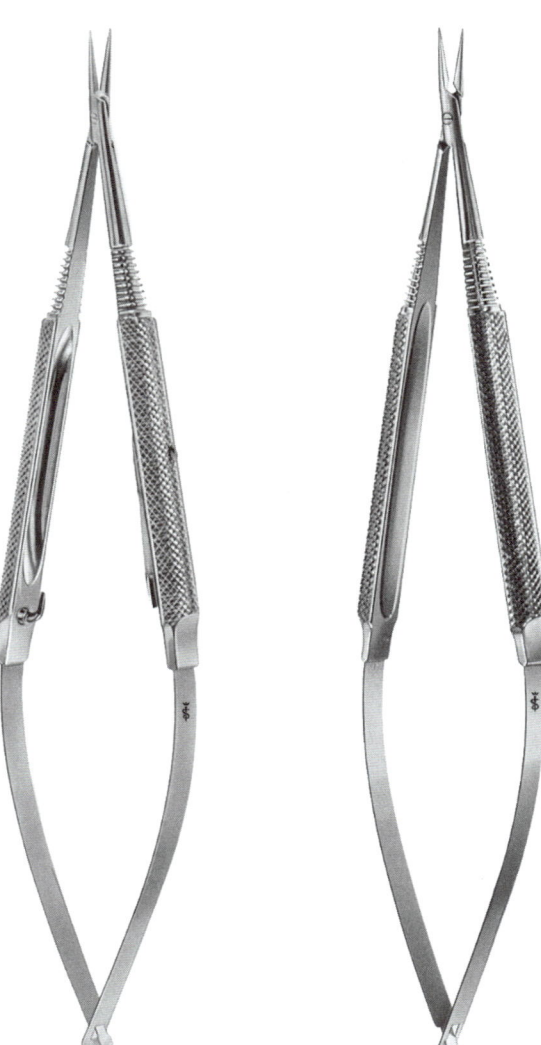

◘ **Abb. 4.110 Mikronadelhalter mit Sperre.** (Fa. Aesculap AG, mit freundl. Genehmigung)

◘ **Abb. 4.111 Mikronadelhalter ohne Sperre.** (Fa. Aesculap AG, mit freundl. Genehmigung)

4.7.2 Umgang

Instrumentanz unter dem Mikroskop bedeutet, die Instrumente so anzureichen und abzunehmen, dass der Operateur nicht aus dem Vergrößerungsbereich wegschauen muss. Dazu müssen die Instrumente sicher in die Hand gegeben werden und wieder abgenommen werden. Da der Anreichwinkel bei jeder Operation und von Operateur zu Operateur variiert, muss geübt werden, wie das Instrument angereicht werden kann, ohne an das Mikroskop zu stoßen. Jede Erschütterung

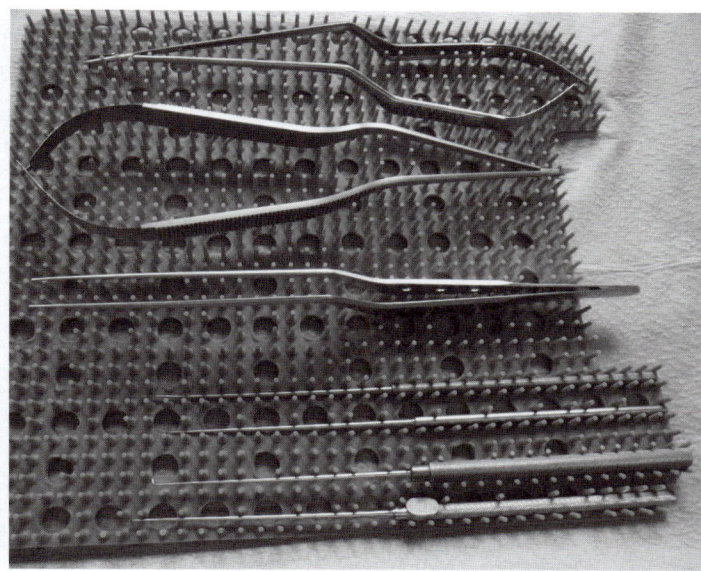

Abb. 4.112 Mikroinstrumente auf einer Gummimatte auf dem Instrumentiertisch.

lässt den Operationssitus nicht mehr erkennen und erlaubt keine zielgenaue Operation. Befinden sich dann Instrumente im Situs ist die Verletzungsgefahr immens.

Auf dem Instrumentiertisch müssen die feinen Instrumente so gelagert werden, dass sie keinen Schaden nehmen. Dazu gibt es Gummimatten, die den Instrumenten Halt und Schutz bieten (**Abb.** 4.112). Auf keinen Fall dürfen sie mit ihren Spitzen an das Metall des Tisches gestoßen werden, denn das verletzt das Abdeckmaterial und somit die Sterilität, wie auch die Spitze des Instruments dadurch zerstört wird.

Mit dem Operateur ist abzusprechen, ob die Instrumente geschlossen oder offen angereicht werden sollen, denn durch den Federmechanismus ergibt sich in der Hand des Operateurs ein geringer Druck beim geschlossenen Anreichen.

Nadelhalter sind mit und ohne Raster erhältlich, auch hier ist mit dem Operateur abzusprechen, ob die Nadel-Faden-Kombination eingespannt angereicht werden soll, oder ob der Nadelhalter leer angereicht und das Nahtmaterial gesondert unter den Mikroskopausschnitt gehalten werden soll, damit der Operateur selbst einspannen kann. Bei sehr dünnem Material ist die letztgenannte Möglichkeit zu bevorzugen, da mit bloßem Auge die Nadel nur sehr schlecht erkennbar ist.

Zur Aufbereitung werden Mikroinstrumente ebenfalls auf Gummimatten oder fixiert auf passenden Siebschalen gegeben, da sie durch unsachgemäßen Transport beschädigt werden würden (▶ Kap. 7).

Tischaufbau

Margret Liehn

M. Liehn, H. Schlautmann (Hrsg), *1×1 der chirurgischen Instrumente*,
DOI 10.1007/978-3-642-34306-3_5, © Springer-Verlag Berlin Heidelberg 2013

In jeder Abteilung und in jedem OP gibt es standardisierte Tischaufbauanleitungen, die verbindlich für jeden Mitarbeiter gelten. Bei diesen Standards werden viele Regeln zugrunde gelegt. Auf dem Instrumentiertisch werden alle Instrumente vorbereitet, die für die Operation benötigt werden. Dabei sind eine gute Übersicht und ein operationsspezifischer Aufbau wichtig (◘ Abb. 5.1).

Es gilt die Regel, Skalpelle nur so lange auf dem Instrumentiertisch aufzubewahren, wie sie benötigt werden. Da die Abdeckmaterialien häufig nur noch einlagig vorliegen, muss bedacht werden, dass Skalpellklingen gesondert geschützt werden müssen, damit sie nicht unbeabsichtigt das Abdeckmaterial (den Tischsack) durchdringen; deshalb sollte ein extra vorbereitetes Tuch darunter gelegt werden. Anatomische Pinzetten werden z. B. durch Scheren räumlich von den chirurgischen Pinzetten getrennt, damit es nicht zu Verwechslungen kommt. Ob die Pinzetten mit der Öffnung zur Tischinnenseite oder -außenseite zeigen, obliegt dem Standard. Pinzetten ineinander zu legen, um Platz zu sparen, beinhaltet die Gefahr, dass sie sich nicht trennen lassen, wenn es schnell gehen muss. Dann verhaken sich zwei Pinzetten ineinander, die Trennung kostet Zeit, im ungünstigsten Fall fällt eine Pinzette auf den Boden.

Haken werden paarweise vorbereitet und die scharfen Haken liegen immer mit den Zähnen nach oben, um eine Perforation des Tisch-

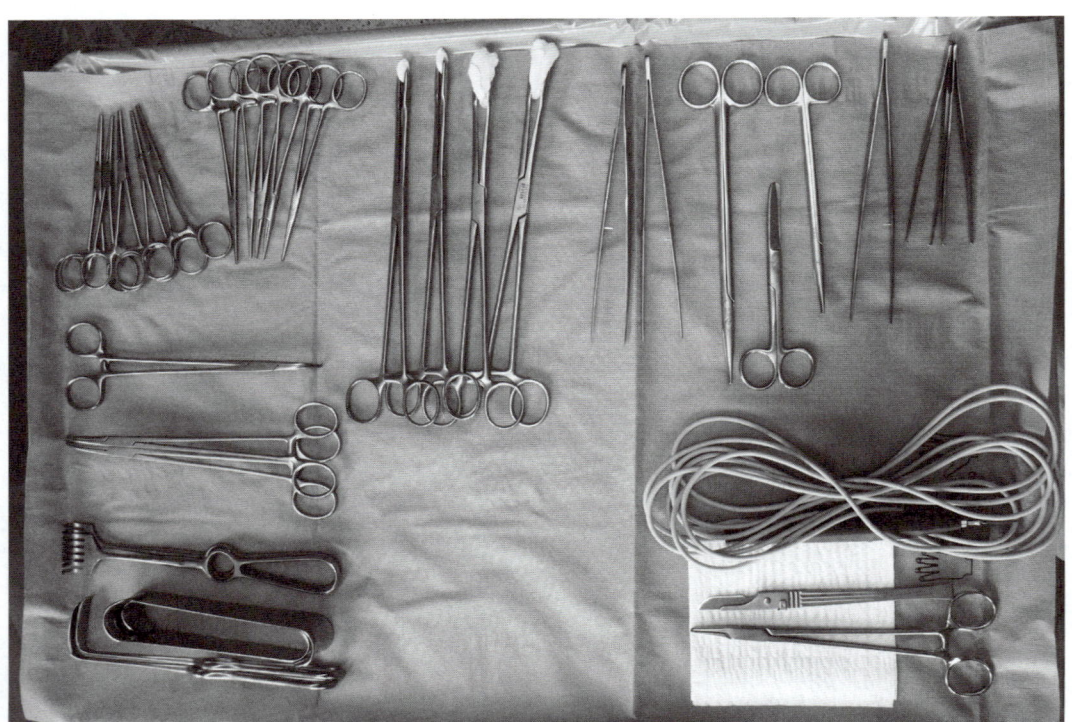

◘ **Abb. 5.1   Tischaufbau eines Grundtisches.**

bezugs zu vermeiden. Häufig werden die scharfen Haken nach der Eröffnung des Peritoneums auf den Beistelltisch gelegt.

Chirurgische und anatomische Klemmen werden in gleicher Anzahl gemäß Standard vorbereitet. Dabei sollte die Abteilung sich darauf einigen, ob immer eine gerade oder eine ungerade Anzahl auf dem Instrumentiertisch zu liegen kommt. Anatomische und chirurgische Klemmen liegen immer gegenläufig auf dem Tisch.

Scheren werden für die Organpräparation und zum Abschneiden der Fäden auf dem Instrumentiertisch vorbereitet, die Längen richten sich nach dem zu operierenden Befund und dem Patienten.

In die geraden Kornzangen werden Tupfer eingespannt, Kugeltupfer oder Präpariertupfer in immer gleicher Anzahl.

Instrumente und eingespannte Nahtmaterialien dürfen keinesfalls über die Kante des Tischs hinausragen bzw. herunterhängen, da so die Sterilität nicht gewährleistet werden kann. Nur auf der Seite des Instrumentiertischs, die zum steril abgedeckten Patienten zeigt, dürfen z. B. die vorbereiteten Stieltupfer die Tischkante überragen.

Werden Flüssigkeiten benötigt, gibt es in der Abteilung einen feststehenden Code zur Markierung, der für jeden Mitarbeiter verbindlich ist. Bei Bedarf stehen kleine Schälchen mit Flüssigkeit auf dem Instrumentiertisch, andere auf dem Beistelltisch.

Kabel und Elektrode zur Anwendung des hochfrequenten Stroms, Saugerschlauch mit dem entsprechenden Ansatz und bei Bedarf Tuch-

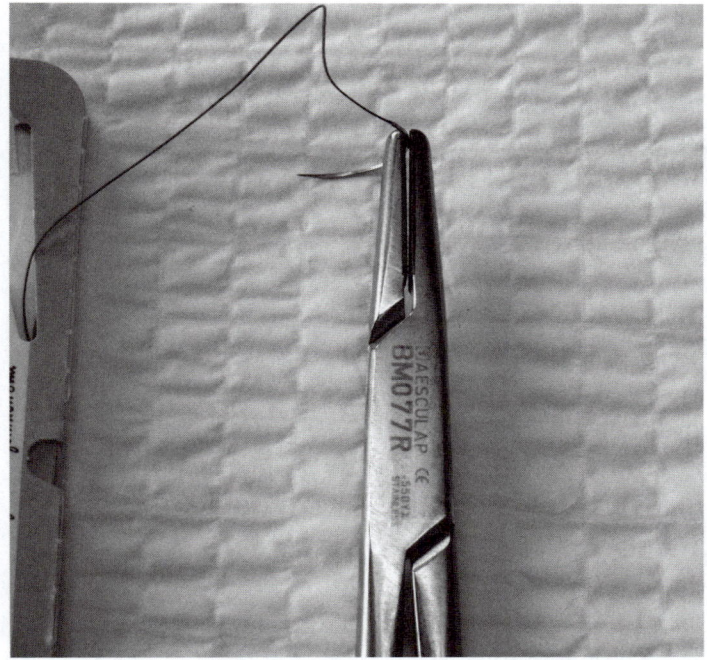

◧ **Abb. 5.2 Vorbereiteter Nadelhalter auf dem Instrumentiertisch.** Ein zusätzliches Tuch schützt die Tischabdeckung vor Perforation

klemmen liegen bereit und werden nach der sterilen Patientenabdeckung angereicht und angeschlossen.

Verbleibt das Nahtmaterial in der Verpackung bis zum Anreichen, kann der Nadelhalter auf den Instrumentiertisch gelegt werden, dabei ist auf jeden Fall darauf zu achten, dass die Nadel nicht die Tischabdeckung perforiert (■ Abb. 5.2). Sinnvoll ist hier, wie schon bei den Skalpellklingen angesprochen, eine doppelte Abdeckung zur Sicherheit.

Auf den Beistelltischen stehen die Instrumentensiebe in sinnvoller Reihenfolge nebeneinander. Teilweise ist es notwendig, Siebe übereinander zu stapeln, dann gilt die Regel, dass aus den unteren alle üblicherweise benötigten Instrumente herausgenommen werden. Zusatzinstrumente, die sicher benötigt werden, können ebenfalls auf dem Instrumentiertisch vorbereitet werden. Alles, was evtl. benötigt wird, liegt auf den/dem Zusatztisch(en) griffbereit (■ Abb. 5.3). Alle vorbereiteten, gezählten Textilien, Nahtmaterialien, Schälchen für Flüssigkeiten und zusätzlich benötigtes Instrumentarium liegt griffbereit.

Jeder Mitarbeiter benutzt den gleichen Tischaufbau, nach einer geraumen Zeit findet der Einzelne ohne Mühe jedes Instrument, das benötigt wird, nahezu blind. Jedes benutzte Instrument wird nach ggfs. oberflächlicher Säuberung wieder an seinen ursprünglichen Platz zurückgelegt, um die Übersicht zu erhalten.

Erst nach der Zählkontrolle und der Dokumentation des Zählstands der Instrumente, Textilien und Nadeln und nach der fertiggestellten Hautnaht dürfen die Instrumente den Saal verlassen, um der Aufbereitung zugeführt zu werden.

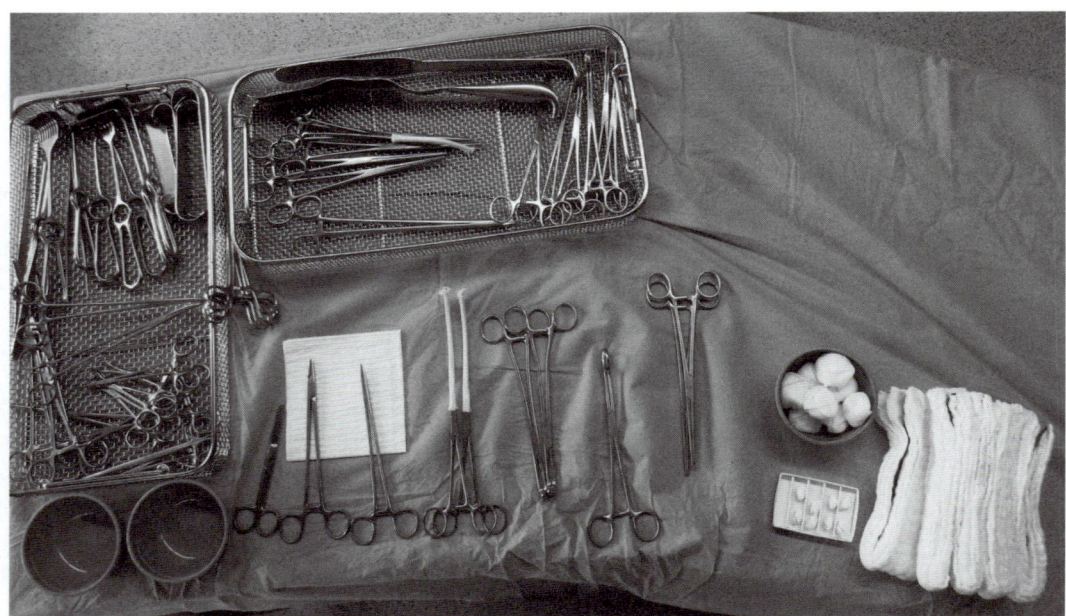

■ **Abb. 5.3** Zusatztisch.

Handling

Margret Liehn

M. Liehn, H. Schlautmann (Hrsg), *1×1 der chirurgischen Instrumente*,
DOI 10.1007/978-3-642-34306-3_6, © Springer-Verlag Berlin Heidelberg 2013

In der Beschreibung der einzelnen Instrumente wurden Hinweise zur Instrumentation gegeben. Deshalb werden hier nur die allgemein gültigen Richtlinien erwähnt.

Jedes Instrument wird vom Instrumentanten an dem Arbeitsteil gegriffen, damit der Chirurg in die Ringe bzw. die Branchen oder den Stiel greifen kann und das Instrument sofort einsetzbar ist.

Schwierig sind Instrumente mit einer gebogenen oder gar doppelt gebogenen Arbeits- oder Griffffläche. Hier muss sich der Instrumentant vorstellen können, wie das Instrument eingesetzt wird, um die Biegung korrekt zu fassen. Außerdem muss er wissen, wie das Instrument am Erfolgsorgan eingesetzt werden soll. Alles verändert sich wieder, wenn der Chirurg neben dem Instrumentanten steht oder Linkshänder ist. Deshalb sind Fehler beim Anreichen zu Beginn der Ausbildung im OP nicht zu vermeiden und sollten den Anfänger nicht entmutigen.

Jeder Instrumentierende muss sein Instrument mit den Augen begleiten, bis der Operateur es einsetzt, denn daran ist zu erkennen, ob die Instrumentation korrekt war. Muss der Chirurg sein Instrument in der Hand drehen, muss die Instrumentation kritisch überdacht werden.

Instrumente mit Ringen werden diagonal am Arbeitsteil gehalten und so angereicht, dass der Operateur in die Ringe greifen kann. Ausnahme ist die Kornzange mit dem eingespannten Tupfer, der senkrecht angereicht wird (▶ Kap. 3, ◻ Abb. 3.34). Haken werden in der Regel waagerecht gehalten, wie sie in den OP-Situs eingebracht werden. Pinzetten werden senkrecht angereicht.

Alle scharfen Instrumente, wie Skalpell oder scharfe Haken, müssen von oben gegriffen werden, um den Instrumentanten während der Abnahme durch den Arzt nicht zu gefährden.

Es sollte immer beidhändig gearbeitet werden, um sofort nach Abnahme eines benutzten Instruments das folgende anreichen zu können.

▪ Abnehmen der benutzten Instrumente

Neben dem Anreichen ist das Abnehmen der Instrumente manchmal schwer in den Arbeitsablauf einzufügen. Das benutzte Instrument wird mit der einen Hand abgenommen, währenddessen ist das folgende Instrument schon bereit in der zweiten Hand, damit der Übergang in der Hand des Operateurs flüssig von statten geht. Geübte Instrumentanten können mit dem abgespreizten kleinen Finger ein Instrument entgegennehmen und gleichzeitig mit der gleichen Hand ein neues Instrument anreichen. Auch Schere und gleichzeitig benötigte Pinzette können so angereicht werden, während mit der zweiten Hand ein Instrument entgegengenommen wird (▶ Kap. 3, ◻ Abb. 3.21).

Instrumente sind blutig, wenn sie vom Operateur zurück gegeben werden, Blut greift die Oberfläche der Instrumente an, wenn es länger einwirken kann, deshalb werden die Instrumente mit einem Bauchtuch oder einer Kompresse vom Instrumentanten gesäubert, dafür wird kein NaCl benutzt (► Kap. 7). Außerdem kleben blutverkrustete Instrumente am Handschuh und lassen sich nicht optimal nutzen, Scherenblätter verkleben, Gelenke sind nicht gängig, alles wichtige Gründe, ein Instrument abzuwischen, nachdem es abgenommen wurde und bevor es auf dem Instrumentiertisch an seiner Position platziert wird. Zum Säubern wird z. B. ein feuchtes Bauchtuch benutzt, das nicht am Patienten eingesetzt wird.

Das »Abwerfen« der Instrumente nach Beendigung eines Eingriffs findet nach den Regeln der Aufbereitung statt (► Kap. 7) und beginnt während des Wundverschlusses.

Niemals verlassen Instrumente und Textilien den Operationssaal, bevor die Operation nicht vollständig abgeschlossen ist.

Aufbereitung

Hannelore Schlautmann

7.1   Vorschriften – 130

7.2   Grundregeln – 131
7.2.1   Nutzung im OP   – 131
7.2.2   Entsorgung   – 133

7.3   Aufbereitung in der ZSVA   – 134
7.3.1   Reinigung und Desinfektion   – 134
7.3.2   Pflege und Funktionsprüfung   – 137
7.3.3   Verpackung   – 139
7.3.4   Sterilisation   – 142

M. Liehn, H. Schlautmann (Hrsg), *1×1 der chirurgischen Instrumente*,
DOI 10.1007/978-3-642-34306-3_7, © Springer-Verlag Berlin Heidelberg 2013

7

Da das chirurgische Instrumentarium aller operativen Fachabteilungen innerhalb der Investitionsgüter einer Klinik einen enormen Wert hat, muss durch fachgerechte Aufbereitung Funktion und Wert der wieder verwendbaren Medizinprodukte über viele Jahre erhalten bleiben. Das Medizinproduktegesetz (MPG) schreibt vor, jede Aufbereitung schriftlich zu definieren, um sie nachvollziehbar zu gestalten und die Aufbereitungsvorgänge zu dokumentieren.

Die Wiederaufbereitung in Form von Reinigung, Desinfektion, Pflege, Kontrolle und Sterilisation erfolgt in der zentralen Abteilung für Sterilgutversorgung, nachfolgend ZSVA genannt. Hier hat sich eine eigenständige, hochtechnisierte Abteilung entwickelt, deren Mitarbeiter durch eine qualifizierte Ausbildung ein eigenes Berufsbild entwickelt haben.

Verschiedene Institutionen unter der Aufsicht der DGSV (Deutsche Gesellschaft für Sterilgutversorgung) bieten Fachkundelehrgänge 1 bis 3 an, in denen die Teilnehmer mit den Grundlagen der Instrumentenaufbereitung vertraut gemacht werden. Durch Rahmenlehrpläne werden anerkannte Standards gesetzt.

Primäres Ziel der DGSV ist die Schaffung eines einheitlich hohen Qualitätsstandards für die Aufbereitung von Medizinprodukten. Die Empfehlungen des Fachausschusses Qualität geben Tipps und Handlungsanweisungen für die Praxis der Aufbereitung.

Seit Oktober 2012 erlauben die neuen Richtlinien des RKI, dass die Lehrgänge von den Kliniken selbst durchgeführt werden, die Inhalte jedoch an die Vorgaben der DGSV angelehnt sein müssen. Wenn in der Weiterbildung zur Fachkrankenpflegekraft im Operationsdienst oder in der Ausbildung zur OTA die vorgegebenen Inhalte nach den RKI-Richtlinien gelehrt werden, wird auch dies als Fachkundelehrgang anerkannt.

Gleichzeitig gibt es Arbeitskreise, die die Abläufe der ZSVA immer wieder überdenken und modifizieren. Am bekanntesten ist der »Arbeitskreis Instrumentenaufbereitung« (www.A-K-I.org), der für die Aufbereitung von chirurgischen Instrumenten eine rote Broschüre erstellte (»Instrumenten-Aufbereitung richtig gemacht«), die mittlerweile in der 10. Auflage (2012) vorliegt. Hier werden alle Voraussetzungen, Bedingungen und Vorschriften für die Aufbereitung der Medizinprodukte in Zusammenarbeit mit den Herstellern nach den neuesten Richtlinien beschrieben.

7.1   Vorschriften

Im MPG, wie auch durch das RKI (Robert Koch Institut) werden Gesetze und Richtlinien definiert, um Aufbereitungsprozesse nachvollziehbar zu gestalten und um Schäden am Patienten und am Personal zu vermeiden. In den Richtlinien des RKI sind alle Empfehlungen zur Aufbereitung von chirurgischen Instrumenten nachzulesen (Oktober

2012 »Anforderungen an die Hygiene bei der Aufbereitung von Medizinprodukten«).

7.2 Grundregeln

Die Grundregeln der Aufbereitung werden vom Robert-Koch-Institut (RKI) als zentrale Einrichtung der Bundesregierung auf dem Gebiet der Krankheitsüberwachung und Prävention definiert. Das RKI untersteht dem Geschäftsbereich des Bundesministeriums für Gesundheit und wirkt u. a. mit bei der Entwicklung von Normen und Standards. Das RKI teilt die Instrumente in Klassen ein, die chirurgischen Instrumente gelten als »kritische« Instrumente und werden noch einmal in 3 Klassen unterteilt (a, b, c). Die Aufbereitung muss dann schriftlich definiert und kontrolliert sein.

Eine der Grundforderungen, die das RKI definiert, ist, dass Instrumente möglichst unmittelbar nach ihrem Gebrauch aufbereitet werden sollen, damit Blut und andere Verunreinigungen nicht an und in den Instrumenten trocknen, da dies die Reinigung und Desinfektion erschwert. Ebenfalls wird dort gefordert, dass Instrumente ggf. in ihre Einzelteile zerlegt werden müssen, damit alle Oberflächen dem Desinfektionsmittel zugänglich sind.

> **Auch nicht benutzte Instrumente sind in gleicher Weise wie benutzte aufzubereiten, d. h. sie müssen zerlegt bzw. geöffnet werden.**

Fabrikneue Instrumente und Instrumente aus Reparaturrücksendungen müssen vor der ersten Anwendung den gesamten Aufbereitungsvorgang nach Herstellerangabe durchlaufen.

7.2.1 Nutzung im OP

Der sog. Instrumentenkreislauf, durch die DGSV definiert, beginnt mit der Nutzung im Operationssaal.

Instrumentenkreislauf

- Nutzung
- Zerlegung
- Reinigung
- Desinfektion
- Pflege (Funktionsprüfung)
- Sterilisation (Dokumentation)
- Lagerung (Bereitstellung für die Nutzung)

7

■   **Während einer Operation zu beachten**

Während der Operation sollten Instrumente nicht mit Kochsalzlösung (NaCl) in Kontakt kommen, da nach längerem Kontakt an den Instrumenten aus nichtrostendem Stahl durch die enthaltenen Salze in der Lösung die Oberflächenlegierung angegriffen wird und es zu Korrosionen kommen kann. Leider lässt sich das intraoperativ oft nicht vermeiden. Jodlösung, Haut- und Schleimhautdesinfektionsmittel sowie manche Gleitmittel greifen die Oberflächen der Instrumente an und erschweren die anschließende Aufbereitung.

Ebenso ist eine sachgerechte Benutzung der chirurgischen Instrumente gemäß ihrer Bestimmung während des operativen Eingriffs von großer Bedeutung für die Werterhaltung der Instrumente. Benutzte Instrumente dürfen nicht »abgeworfen« werden, sondern müssen korrekt und halb geöffnet, bzw. zerlegt auf eine genormte, maschinengeeignete Siebschale gelegt werden, damit es nicht zu Schädigungen an den Instrumenten kommt. An Scheren oder Nadelhaltern können sich die Hartmetallspitzen abspalten, kommen die zarteren Instrumente unter den schweren zu liegen, kommt es zu Verformungen.

Nach der Ablage des kontaminierten Instrumentariums auf genormten Siebschalen wird es in dem Reinigungs- und Desinfektionsgerät (RDG) gereinigt und desinfiziert. Vielfach haben diese »Abwurfsiebe« den Namen des benutzten Siebs oder eine definierte Nummer um den Mitarbeitern der ZSVA die Zuordnung zu erleichtern. Anhand des Namens bzw. der Nummer können die Instrumente dem jeweiligen Sieb mittels Dokumentation wieder zugeführt werden. Die Siebschalen dürfen nicht überladen sein, da sonst das effektive Umspülen aller Teile nicht gewährleistet ist, es entstehen sog. Spülschatten. Schwere Instrumente liegen unten oder seitlich in den Siebschalen, Gefäße und Löffel liegen mit der Öffnung nach unten, damit sich kein Reinigungswasser sammeln kann, das unterstützt die anschließende Trocknung.

Alle Instrumente, die Gelenke haben (z. B. Scheren, Klemmen, Zangen, Nadelhalter) müssen halb geöffnet abgelegt werden, um die in den Schlüssen und Maulteilen befindlichen Ablagerungen für die Desinfektion und Reinigung zugänglich zu machen. Im geschlossenen Zustand können Ablagerungen nicht entfernt werden, das Instrument bleibt kontaminiert. Das Öffnen der Gelenke sollte bereits beim Ablegen erfolgen, um eine zusätzliche Belastung und Gefährdung des Aufbereitungspersonals zu verhindern. Zerlegbare Instrumente sind in Einzelteilen abzulegen.

Um Beschädigungen auszuschließen, sind bei feinem Instrumentarium spülmaschinengeeignete Matten, die von der Industrie angeboten werden, zu verwenden. Hier können die Instrumente rutschsicher abgelegt werden.

Weitere Anforderungen an die Mitarbeiter im OP zur Entsorgung des Instrumentariums

▬ Bei wiederverwendbaren Skalpellgriffen muss die Skalpellklinge aus dem Griff entfernt werden.

- Um Verletzungen zu vermeiden, sollte eine Klemme zum Entfernen verwendet werden.
- Nadeln und andere scharfe Gegenstände sind in entsprechenden Sicherheitsboxen zu entsorgen.
- Hochfrequenzkabel und Motorsysteme werden geordnet in die Siebkörbe gelegt.
- Motorensysteme werden auf gesonderten Haltevorrichtungen angeordnet, Druckluftschläuche sind zusammensteckbar und können so maschinell aufbereitet werden.
- Mikrochirurgische Instrumente werden auf speziellen Matten abgelegt.
- MIC-Instrumentarium wird nach Herstellerangabe zerlegt.
- Optiken müssen vor Schlag und Stoß geschützt werden (vom Hersteller gibt es entsprechende Lagerungsracks).
- Abfälle und Reste von Desinfektionsmittel dürfen nicht mit in den Entsorgungscontainer gelangen.

Die Instrumente sind im Operationsbereich standardisiert so zu entsorgen, dass die Mitarbeiter der ZSVA möglichst wenig in Kontakt mit den kontaminierten Instrumenten kommen.

7.2.2 Entsorgung

Eine trockene Entsorgung der benutzten Instrumentensiebe ist einer Nassentsorgung vorzuziehen.

Vorteile einer Trockenentsorgung
- Geringes Gewicht der Entsorgungscontainer.
- Keine Verätzungsgefahr an der Oberflächenlegierung.
- Geringe Kosten, da hier weder Desinfektionsmittel noch Wasser benötigt wird.
- Keine Schaumbildung im RDG (Reinigungsdesinfektiongerät).
- Umweltfreundlich.

Nachteile einer Trockenentsorgung
- Bei zu langer Wartezeit auf die Aufbereitung besteht Korrosionsgefahr an den Instrumenten durch das Einwirken diverser Spüllösungen sowie der Körperflüssigkeiten des Patienten auf die Oberfläche der Instrumente.

Vorteile einer Nassentsorgung Sind nicht bekannt, die Nachteile ergeben sich aus den Vorteilen der Trockenentsorgung.

Die Instrumente werden in den Siebkörben in spezielle Entsorgungsbehältnisse (Hart- oder Weichverpackungen) gestellt und verschlossen. Je nach der Ablauforganisation einer Klinik wird das benutzte Instrumentarium in einem Containerwagen in die unreine Seite der ZSVA transportiert (◻ Abb. 7.1).

7

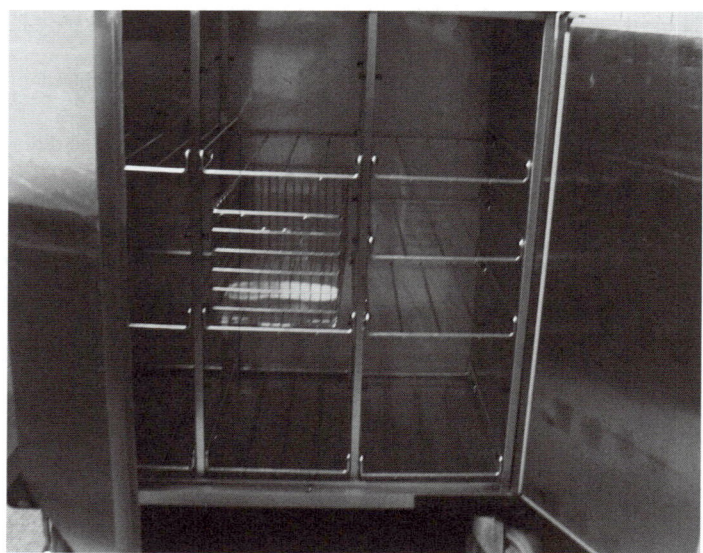

7.3   Aufbereitung in der ZSVA

Bei der Beschaffung neuer Medizinprodukte muss darauf geachtet werden, dass das Instrumentarium, die Schlauchsysteme, endoskopische Instrumente, die Motoren, Hand- und Winkelstücke maschinell aufbereitet werden können. Zerlegbare Instrumente sind nichtzerlegbaren vorzuziehen. Hier ist den Angaben des Herstellers Folge zu leisten, da es ansonsten zum Verlust der Garantieleistung kommen kann.

Nach den neuesten Richtlinien des RKI ist besonders auf die Anzahl der Aufbereitungszyklen zu achten. Durch den sehr häufigen Einsatz der Instrumente muss vermehrt auf die Gebrauchseigenschaften der Produkte geachtet werden, insbesondere auf Versprödung des Materials und Veränderungen der Oberflächen. Hier muss der Hersteller eine mögliche Begrenzung der Aufbereitungszyklen bewerten und der Nutzer hat dieses zu berücksichtigen.

7.3.1   Reinigung und Desinfektion

Auch für die manuelle Aufbereitung muss das Vorgehen in standardisierten Arbeitsanweisungen festgelegt sein. Durch eine Risikoanalyse müssen alle kritischen Schritte bewertet werden, durch eine Validierung der Erfolg der Reinigung gesichert sein und regelmäßig überprüft werden.

> **Eine maschinelle Aufbereitung ist einer manuellen Aufbereitung immer vorzuziehen.**

Manuelle Aufbereitung

- Lösungen für die manuelle Aufbereitung werden nach Angaben des VAH (Verbund für angewandte Hygiene) angesetzt.
- Instrumente werden erst desinfiziert und dann gereinigt. Hier kommen kombinierte Präparate zur Anwendung, die sowohl reinigen als auch desinfizieren, eine Proteinfixierung darf dabei nicht provoziert werden. Die Herstellerangaben sind beim Einsatz der Produkte in Bezug auf Konzentration und Einwirkzeit zu beachten.
- Die Lösungen müssen täglich erneuert werden, da es bei längerer Verwendung zu Korrosionsgefahr durch Schmutzbelastung und Verdunstung der Lösung (erhöhte Konzentration) sowie einer Abnahme der Desinfektionswirkung durch erhöhte Schmutzbelastung kommt.
- Das Instrumentarium muss vollständig mit der Desinfektionslösung benetzt sein.
- Zur manuellen Reinigung dürfen keine Metallbürsten bzw. Scheuermittel verwendet werden, da diese die Oberfläche der Instrumente zerstören.
- Nach der chemischen Desinfektion müssen alle Instrumente intensiv mit klarem fließendem und vollentmineralisiertem (VE) Wasser abgespült werden. Anschließend werden die Instrumente sofort getrocknet.

Ultraschallreinigung

Ultraschall breitet sich im Wasser mit bestimmten Frequenzen aus. Dieser Effekt wird bei der Ultraschallreinigung von chirurgischen Instrumenten genutzt. Ein Ultraschallbecken wird mit voll entmineralisiertem (VE) Wasser gefüllt. Je nach Bedarf kann ein Desinfektionsmittel zugefügt werden (◘ Abb. 7.2).

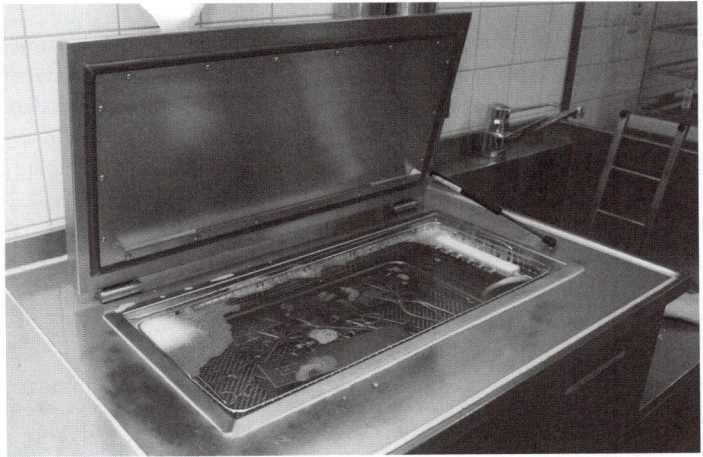

◘ **Abb. 7.2 Ultraschallbecken.** (ZSVA Marienhospital Osnabrück, mit freundl. Genehmigung)

7

Das Gerät erzeugt in der Flüssigkeit ein Ultraschallfeld. Diese entstehenden Schwingungen erzeugen Luftbläschen, die auf Hohlräumen explosionsartig kondensieren. Durch die entstehenden Druckwellen entsteht Reibung und die Schmutzpartikel werden in und auf den Instrumenten mechanisch gelöst.

Dieses Verfahren wird zur mechanischen Unterstützung bei manueller Reinigung oder zur Vorbehandlung von Instrumenten mit angetrockneten Verschmutzungen vor der maschinellen Reinigung angewendet.

Nach jeder Ultraschallreinigung müssen die Instrumente maschinell mit vollentmineralisiertem(VE) Wasser nachgespült und anschließend getrocknet werden.

Maschinelle Reinigung und Desinfektion

Bei der maschinellen Reinigung des Instrumentariums muss darauf geachtet werden, dass die Vorreinigung mit kaltem Wasser durchgeführt wird, da es bei Temperaturen über 40°C zur Verklumpung (Denaturierung) von Eiweiß kommt und die Instrumente verkrusten.

> ❯ **Nur im Seuchenfall wird erst die Desinfektion und dann die Reinigung durchgeführt (RKI-Programm).**

Anhand von Checklisten werden die Reinigungs- und Desinfektionsgeräte (RDG) vor Betriebsbeginn überprüft:

- Kontrolle der Spülarme und der Spüldüsen,
- Kontrolle der feinen und groben Flusensiebe,
- Kontrolle der Anschlüsse und des Beschickungswagens,
- Sichtkontrolle Innenraum und außen (Kieselsäure kann zu Verfärbungen der Instrumente führen),
- Kontrolle, ob Reinigungszusätze vorhanden sind.
- Wenn möglich Kontrolle der Versorgung mit VE (vollentmineralisiertem) Wasser.

Aufgrund der thermischen Desinfektion wird kein Desinfektionsmittel benötigt. Das RDG muss so beladen werden, dass alle Instrumente umspült werden können und die Spülarme nicht behindert werden. Eine Validierung des genannten Reinigungsverfahrens muss dem aktuellen Stand der Wissenschaft und Technik entsprechen (RKI, Oktober 2012).

Besondere Anforderung für MIC-Instrumente

Die oberflächenveredelten MIC-Instrumente bestehen aus unterschiedlichen Materialien:

- Chrom und Chrom-Nickel-Stahl,
- oberflächenveredelte Buntmetalllegierungen, z. B. verchromtes Messing,
- eloxiertes Aluminium,
- Kunststoffe und kunststoffüberzogene Metalle,
- Glas bei den Optiken.

Die zum Einsatz kommenden chemischen Produkte müssen aufgrund engster Lumina und schwer zugänglicher Stellen an den MIC-Instrumenten eine optimale Reinigung gewährleisten und gleichzeitig materialschonend wirken.

Unter Beachtung der Herstellerangaben werden die Instrumente zerlegt, die Dichtungen entfernt, die Hähne geöffnet und auf einen speziell für diese Instrumente vorgesehenen Waschmaschineneinsatz aufgesteckt. Die Rohrinstrumente mit ihren Hähnen, die geöffnet werden, werden an Spülschläuche in der Waschmaschine angeschlossen, sodass eine Durchspülung der Rohre gewährleistet ist.

Für die endoskopischen Instrumente bietet die Industrie spezielle Endoskopie-RDG`s an, die auf chemisch-thermischer Basis die empfindlichen Instrumente reinigen.

7.3.2 Pflege und Funktionsprüfung

Nach der Reinigung und Desinfektion des Instrumentariums folgt die Pflege und die technische Prüfung. Jedes Instrument wird einzeln in die Hand genommen und makroskopisch auf Sauberkeit, Trocknungszustand, Unversehrtheit, Funktion und Vollständigkeit geprüft. Um metallischen Abrieb zu vermeiden, muss das Instrument vor der Funktionsprüfung abgekühlt sein. Nun wird geprüft, ob die Gelenke gut gängig sind, ob das Instrument frei von Beschädigungen ist. Bei Beschädigungen muss das Instrument auf dem Sieb ersetzt und einer Reparatur zugeführt werden.

Folgende Schäden können unter anderem an einem Instrument auftreten:

- **Flugrost**: Feiner Eisenstaub, der durch Abrieb entsteht, rostet an der Luft und legt sich auf den anderen Instrumenten ab (◘ Abb. 7.3).
- **Spannungsrisse**: entstehen in den meisten Fällen dort, wo das Instrument konstruktionsbedingt hohen Spannungen ausgesetzt ist, z. B. an den Niet- und Schraubverbindungen der Fasszangen. Darum müssen die Instrumente im geöffneten Zustand gereinigt werden. Wenn sie in arretiertem Zustand sterilisiert werden sollen, dürfen sie maximal in der ersten Raste fixiert werden (◘ Abb. 7.4).

Nach einer Reinigung brauchen sämtliche Instrumente, an denen während des Einsatzes Reibung (Gelenke, Schließen, Rasten) entsteht, gesonderte Pflege. Damit die Instrumente dauerhaft eingesetzt werden können, müssen sie geölt werden. Das Instrumentenöl darf nur an den Punkten angewendet werden, wo am Instrument Reibung entsteht. Überschüssiges Öl muss mit einem fuselfreien Tuch entfernt werden.

Beispiel der Funktionsprüfung einer Schere Je nach Ausführung der Schere können für die Überprüfung der Schneideflächen verschiede-

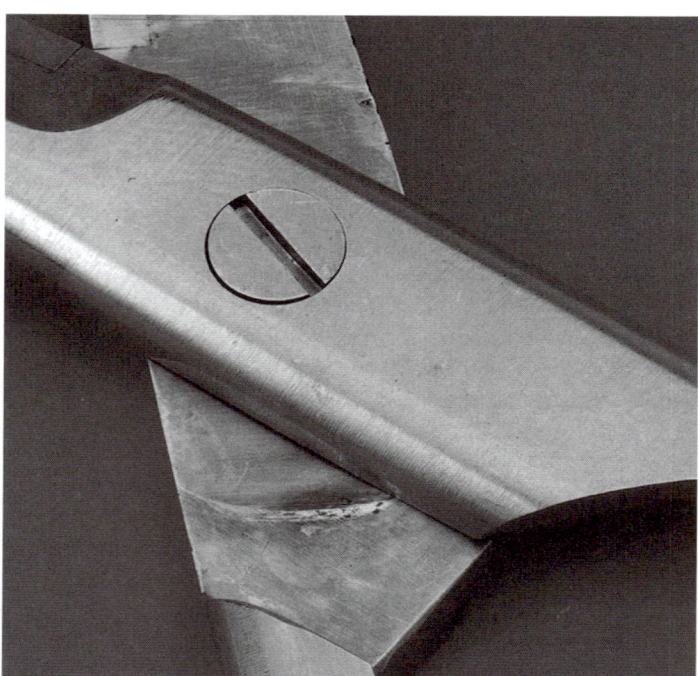

■ **Abb. 7.3 Korrosion im Gelenkbereich einer Schere.** (Fa. MMM. Aus: »Instrumentenaufbereitung richtig gemacht« Arbeitskreis Instrumentenaufbereitung, mit freundl. Genehmigung)

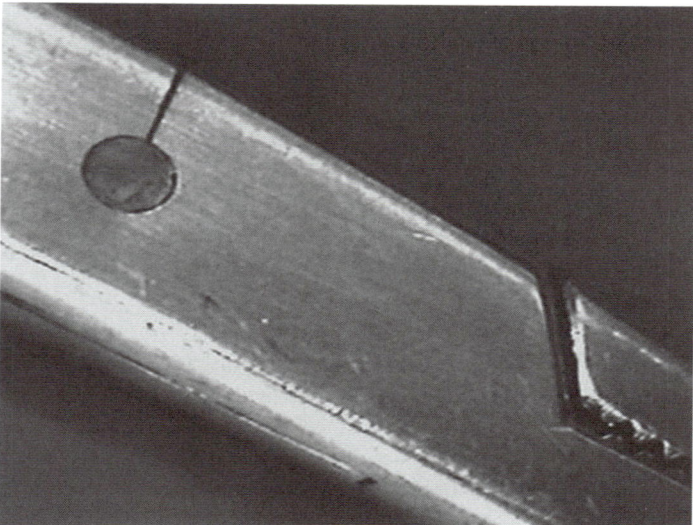

■ **Abb. 7.4 Spannungsriss am Schraubengewinde.** (Fa. MMM. Aus: »Instrumentenaufbereitung richtig gemacht« Arbeitskreis Instrumentenaufbereitung, mit freundl. Genehmigung)

ne Versuchsmaterialien gewählt werden: Mullbinde, Kompressen aus Baumwolle oder Zellwolle. Es wird empfohlen, während der Schneidprüfung keinen seitlichen Druck über die Branchen auszuüben (3 ununterbrochene Schnitte ausführen):

- Schnittführung sollte schräg und quer zu den Webrippen verlaufen.
- Die Schere darf beim Schneiden nicht haken.
- Das Versuchsmaterial darf nicht ausfransen oder ausreißen.
- ⅔ der Blattlänge muss schneidfähig sein.

Wenn die Schnittflächen einwandfrei sind, kann die Schere wieder in den Umlauf gebracht werden. Sollte die Schere stumpf oder nicht gängig sein, muss sie zur Instrumentenreparatur an einen autorisierten Fachhändler oder direkt an den Instrumentenhersteller gesandt werden.

Alle modernen ZSV-Abteilungen verfügen über eine Datenbank, in der alle Instrumente sowie alle Instrumentensiebe aus allen Fachabteilungen einer Klinik hinterlegt sind. Nur mit einer guten Kooperation zwischen Operationsabteilung und ZSVA ist es möglich, diese Instrumentendatenbank zu pflegen. Alle Änderungen an den Sieben müssen mit der ZSVA kommuniziert werden.

Mit Hilfe der erarbeiteten Packlisten für die einzelnen Operationssiebe können die Instrumente an Hand der Artikelnummer standardisiert wieder in die Siebkörbe einsortiert werden. Jede Fachabteilung hat individuelle Packlisten, aber Grundregeln bestimmen, dass Haken zusammengelegt werden, Klemmen und Scheren nach Größe und Länge sortiert zusammenliegen. Nach diesen Arbeitsschritten folgt die Verpackung.

7.3.3 Verpackung

Folgende Anforderungen sind an die Verpackung zu stellen:
- Die Materialien müssen vor der Sterilisation problemlos verpackt werden können.
- Jede Verpackung ist auf das jeweilige Sterilisationsverfahren abzustimmen.
- Die sterile Lagerung muss mit der Verpackung gewährleistet sein.

Um den Erhalt der Sterilität bis zum nächsten Einsatz zu gewährleisten, sind Sterilgüter vor Feuchtigkeit, Staub und dem Eindringen von Mikroorganismen zu schützen.

Verpackungsmöglichkeiten
- Einwegverpackung
  - Sterilisationspapier (in Verbindung mit Tuch für schwere Einzelinstrumente), Baumwolltücher sind zu vermeiden!

7

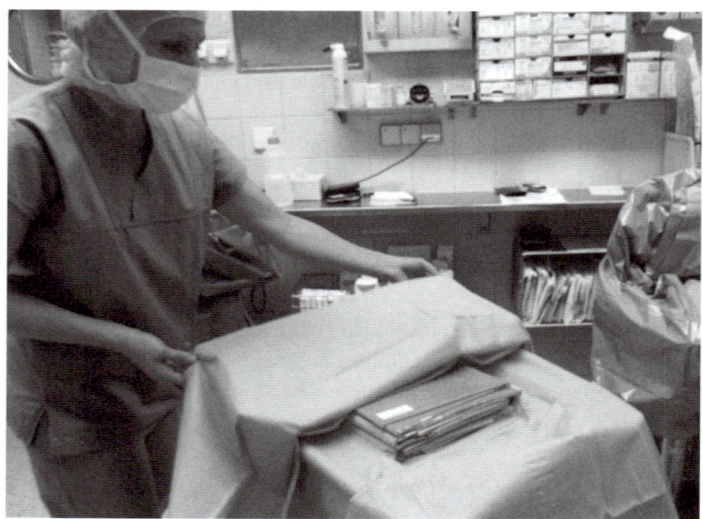

◘ **Abb. 7.5** Öffnen einer Papierverpackung.

 ▬ Folie (Kombination aus Papier und Folie für Einzelinstru-
    mente): Papierverpackung gilt als Weichverpackung, ist
    Einmalmaterial und nicht wieder verwendbar.
▬ Mehrwegverpackung
 ▬ Aluminiumcontainer: Containersysteme gelten als Hartverpa-
    ckung, die stapelbar, bruchfest und wieder verwendbar sind.

Folgende Auskünfte muss die Verpackung dem Anwender bieten
▬ Inhalt (z. B. Grundsieb, TEP Sieb),
▬ Sterilisationsart (Dampf-, Gas- oder Plasmasterilisation),
▬ Sterilisierdatum,
▬ Verfalldatum,
▬ Etikettnummer (ermöglicht bei Vorkommnissen die Rückver-
    folgbarkeit des Aufbereitungsprozesses).

Das Instrumentensieb wird nach definierten Standards (Verpa-
ckungsleitlinie der DGSV) zunächst in ein Tuch oder in Papier eingeschlagen und dann in den Container oder einen weiteren Bogen
Papier eingepackt. Das Tuch und das Papier sind so gefaltet, das
der »Springer« problemlos und unter sterilen Bedingungen das Paket
wieder öffnen kann, ohne über das sterile Instrument zu greifen
(◘ Abb. 7.5).

Die Innenverpackung des Containers oder auch der Papierverpackung hat großen Einfluss auf das Sterilisationsergebnis. Durch das
Verpacken der Siebe, vorzugsweise in ein Tuch (z. B. fusselfreies Tuch
aus Mischgewebe), wird die Trocknung innerhalb des Sterilisationsbe-
hälters oder der äußeren Papierverpackung unterstützt und somit die
Restfeuchte und die Korrosionsgefahr minimiert.

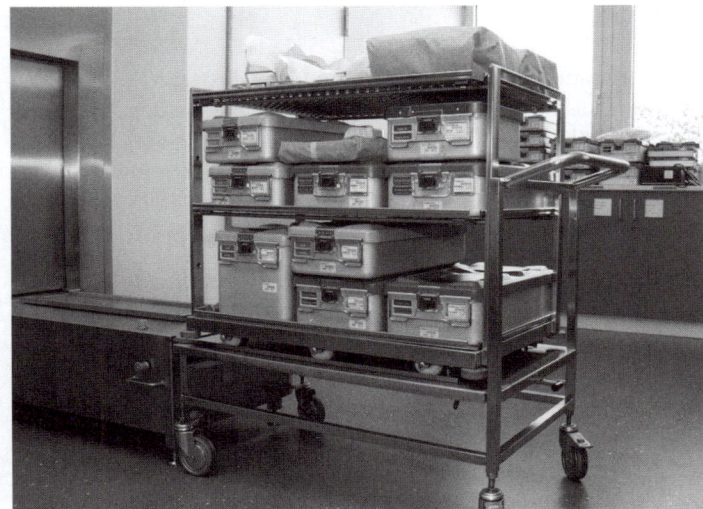

◻ **Abb. 7.6 Sterilisationswagen (vor dem Autoklaven).** (ZSVA Marienhospital Osnabrück, mit freundl. Genehmigung)

Dass die Sterilität gewährleistet bleibt, hängt im Wesentlichen von der Handhabung und den Lagerbedingungen für das Sterilgut ab. Nachdem die kontrollierten und technisch einwandfreien Instrumente in der jeweiligen Verpackung sind, werden sie verschlossen:
- Container werden mit einem Deckel verschlossen und verplombt.
- Instrumentensiebe werden in ein Tuch und in einen Bogen Papier eingeschlagen.
- Klarsichtbeutel und -schläuche sowie Papierbeutel werden mit einem Folienschweißgerät verschlossen.

Anschließend werden die Materialien etikettiert:
- Bezeichnung des Gegenstandes (z. B. Grundsieb, Luer-Zange, Hammer),
- Name des Mitarbeiters, der die Instrumente/Gegenstände verpackt hat,
- Sterilisationsdatum,
- Verfalldatum,
- Sterilisationsart (Dampf-, Gas-, Plasmasterilisation).

Die Container werden auf einen Sterilisationswagen gestellt, die Einzelinstrumente werden in Drahtkörben so eingebracht, dass die Sterilisation gewährleistet ist und in den Autoklaven verbracht (◻ Abb. 7.6).

Es sollte einen Standard geben, der das korrekte Beladen des Autoklaven beschreibt.

7.3.4 Sterilisation

Die Sterilisation ist ein Verfahren, mit dem die restlichen lebenden Mikroorganismen auf den Instrumenten abgetötet werden. Die Abläufe einer Sterilisation sind genau wie die Aufbereitungsvorgänge durch genormte Validierungsverfahren und Richtlinien des Robert-Koch-Instituts sowie Hinweise von Fachgesellschaften (z. B. Deutsche Gesellschaft für Mikrobiologie und Krankenhaushygiene) definiert.

Sterilisationsverfahren

Im Folgenden geht es um die Sterilisationsverfahren, die üblicherweise in einer Klinik angewendet werden.

▪ **Dampfsterilisation**

Bei einer Dampfsterilisation wird mit reinem, gesättigtem Dampf die Sterilisationskammer auf 121°C oder 134°C erhitzt. In einer vorgeschriebenen Zeit wird diese Temperatur mit feuchter Hitze gehalten. Anschließend findet eine Trocknungsphase statt. Die Instrumente (134°C) oder Gummimaterialien (121°C) sollen nach Beendigung der Sterilisation vollständig trocken aus dem Sterilisator kommen. Das Beladegewicht beträgt 10 kg und sollte nicht überschritten werden. Sind die Siebe feucht, so muss der Vorgang wiederholt werden, bzw. ein Techniker muss die Geräte überprüfen.

Eine Dampfsterilisation kann bei allen thermostabilen (hitzebeständigen) Materialien durchgeführt werden, d. h. die Materialien dürfen sich weder durch die Hitze, noch durch das Vakuum verändern. Hier sind die Herstellerangaben zu beachten. Es muss gewährleistet sein, dass der Dampf an allen Stellen Zugang zum Material hat.

Vorteile einer Dampfsterilisation
▬ kostengünstig,
▬ umweltfreundlich,
▬ nicht giftig,
▬ kontrollierbar,
▬ es entstehen keine Rückstände auf den Materialien (Flecken).

Folgende Materialien können dampfsterilisiert werden:
▬ rostfreier Stahl,
▬ Textilien,
▬ Gummierzeugnisse,
▬ hitzebeständiger Kunststoff.

❯ **Nach dem Sterilisationsprozess muss das Sterilgut »trocken« sein.**

▪ **Niedrigtemperatursterilisation**

Diese Verfahren werden bei hitzeempfindlichen (thermolabilen) Materialien eingesetzt. Es sind die Angaben des Herstellers zu beachten. Diese Sterilisationsvarianten sind sinnvoll für:

- hitzeempfindliche Sonden,
- Optiken,
- flexible Endoskope.

Hier sind die Herstellerangaben zu beachten.

- **Gassterilisation**

Hier gibt es zwei Möglichkeiten:
- Gassterilisation mit Ethylenoxid (EO),
- Gassterilisation mit Formaldehyd (FO).

Um einen Gassterilisator zu bedienen, ist ein gesonderter Lehrgang notwendig, der mit einem Befähigungsschein zur Begasung mit FO und EO endet.

- Gassterilisation mit **Ethylenoxid**
  - Hier werden bei niedrigen Temperaturen (ca. 55°C) und hoher Luftfeuchtigkeit (70%) durch giftiges Gas die Eiweiße der Keime abgetötet.
  - Da EO hochgiftig ist und nicht im Material verbleiben darf, kann nur der Hersteller die jeweilige Auslüftzeit des Sterilguts bestimmen.
- Gassterilisation mit **Formaldehyd**
  - Formaldehyd tötet die Keime und die Eiweiße ab. Hier wird der Dampf in der Sterilisationskammer auf 55–65°C erhitzt und das Sterilgut befeuchtet. Anschließend kommt 3%iges Formaldehyd hinzu. Bei 100% relativer Feuchte kann das Gas auf die Keime und das Eiweiß wirken. Die Einwirkzeit beträgt 60 min.
  - Da sich FO auf den Materialien absetzt, müssen die Materialien nach dem Sterilisationsvorgang nach Herstellerangaben ausgelüftet werden.

- **Plasmasterilisation**

Mit diesem Verfahren können ebenfalls hochlabile Instrumente sterilisiert und sofort wieder dem Instrumentenkreislauf zugeführt werden. Hier werden mit Wasserstoffperoxyd die Mikroorganismen durch freie Radikale (hochaktive Verbindungen, die Mikroorganismen zerstören) bei einer Kammertemperatur von 45°C abgetötet. Eine korrekte Einweisung in die Handhabung des Geräts ist notwendig. Vorteil dieses Verfahrens ist die kurze, giftfreie Sterilisationszeit.

Leider sind die Kosten für Plasmasterilisatoren sehr hoch, zusätzlich fallen Kosten für benötigtes Spezialpapier an.

> **Alle Materialien, die nicht autoklavierbar sind, werden gemäß RKI-Richtlinien eingestuft in »Kritisch C«** (► Abschn. 7.2).

◘ Tab. 7.1 Standard zur Freigabe einer Charge (ZSVA des Marienhospitals Osnabrück)

Indikation	Vorgehen	Bemerkung
Nach jeder Charge		
Kontrolle der Verpackung	Die Verpackung ist auf Beschädigungen sowie Feuchte und Nässe zu kontrollieren	Bei beschädigter Verpackung, Restfeuchte/Nässe ist das Sterilgut erneut zu verpacken und zu sterilisieren inkl. Wechsel der Container-Innenverpackung sowie der Einmalfilter
		Bei allen Fehlermeldungen, die vor der Sterilisation auftraten, ist die Charge zu wiederholen
Kontrolle der Verlaufskurve		
Kontrolle des Chargenprotokolls	Kontrolle der einzelnen Prozessparameter	Bei fehlender Barcode-Nr. ist das Sterilgut über den manuellen Chargenabgleich in der EDV freizugeben
Kontrolle der Barcode-Etiketten	Laufende Barcode Etikett-Nr. mit Chargenprotokoll vergleichen	
Freigabe durch Unterschrift	Freigabe ist durch Unterschrift auf dem Chargenauszugsprotokoll zu unterzeichnen	

Geltungsbereich: ZSVA-Personal in der Sterilgutzone mit Berechtigung zur Freigabe von Sterilgut, Stand: 04/2006

Sterilitätskontrolle

Alle Sterilisatoren müssen vor Inbetriebnahme auf ihre Wirksamkeit überprüft werden. Mit einem täglich durchzuführenden **Bowie Dick Test** beim Dampfsterilisator wird überprüft, ob die Luft vor dem Einleiten des Dampfs ausreichend abgepumpt wurde. Ohne ein Vakuum erreicht die Dampfsättigung nicht die richtige Konzentration.

Vor dem Beladen der Sterilisationswagen werden alle Materialien zur Dokumentation eingescannt. Nach Abschluss aller Sterilisationsverfahren wird anhand der Chargendokumentation überprüft, ob die Sterilisationsprozesse in einem ordnungsgemäßen Zustand durchgeführt wurden (Beispiel: ◘ Tab. 7.1). Der Sterilisationsprozess enthält folgende Parameter:

- Temperatur,
- Druck,
- Sterilisationszeit.

Bei Fehlermeldungen während der Sterilisation muss der ganze Vorgang wiederholt werden. Für die Überwachung der Aufbereitung in einer ZSVA ist ein Qualitätsmanagement erforderlich, das jederzeit einer externen Überprüfung Stand halten kann. Im Falle eines Schadens (z. B. Infektion) am Patienten, muss die Klinik beweisen, dass alle Prozesse in der Klinik ordnungsgemäß durchgeführt wurden (sog. Beweislastumkehr).

Nach Beendigung des Sterilisationsvorganges wird der Sterilisationswagen aus der Sterilisationskammer gezogen. Nach Abkühlung des Sterilguts werden die Materialien auf der (sauberen) Sterilgutseite wieder dem Instrumentenkreislauf zugeführt. Hierzu werden die Instrumente entweder in der ZSVA vorgehalten oder in die Funktionsbereiche zurückgebracht. Zur Vorbereitung der Operation findet der Mitarbeiter der Funktionsabteilung ein technisch einwandfreies, steriles Instrumentarium vor.

Voraussetzungen für eine geschützte Lagerhaltung des Sterilguts ist eine staubfreie und trockene Umgebung. Um die Instrumente vor Korrosion zu schützen, soll die Umgebung auch keinen Temperaturschwankungen ausgesetzt werden. Diese Bedingungen lassen eine Lagerzeit von bis zu 6 Monaten und länger zu.

Serviceteil

Literatur – 148

Stichwortverzeichnis – 151

Literatur

Arbeitskreis Instrumentenaufbereitung (2012) Instrumentenaufbereitung richtig gemacht. 10. überarbeitete Auflage. www.a-k-i.org (frei zugängliches pdf; letzter Zugriff: 08.01.2013)

Braun Aesculap. Instruments4you. http://www.instruments4you.de; letzter Zugriff: 08.01.2013

Carus T (2009) Operationsatlas laparoskopische Chirurgie. Springer, Berlin Heidelberg

Liehn M, Grüning S, Köhnsen N (2006) OP und Anästhesie. Springer, Berlin Heidelberg

Liehn M, Steinmüller L, Döhler R (2011) OP-Handbuch, 5. Auflage. Springer, Berlin Heidelberg

Wintermantel E, Ha Suk-Woo (2009) Medizintechnik Life science engineering. 5. Auflage. Springer, Berlin Heidelberg

www.rki.de: Website des Robert-Koch-Instituts: Letzter Zugriff: 08.01.2013

- **Mit freundlicher Unterstützung von**
- Klaus Dieter Harmel (Niels Stensen Kliniken Marienhospital Osnabrück, Ltd.ZSVA)
- Manuela Junker (Niels Stensen Kliniken Marienhospital Osnabrück)
- Gabriele Frank
- Alle Mitarbeiter des ZOP der AKA

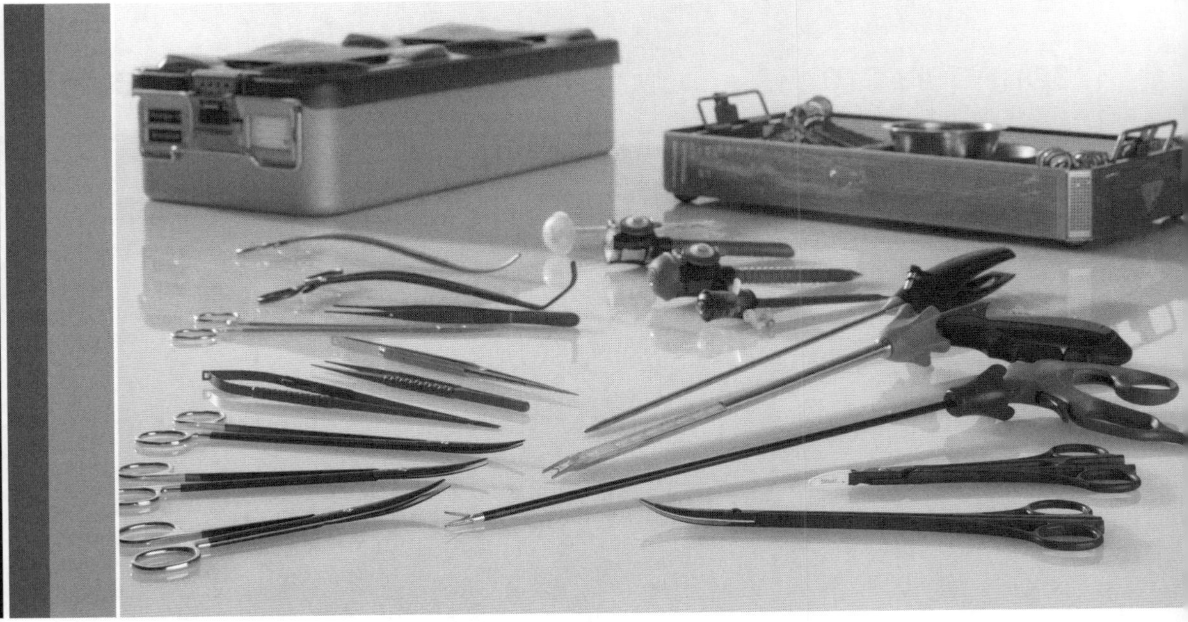

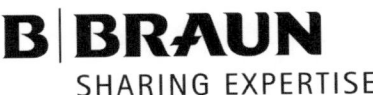

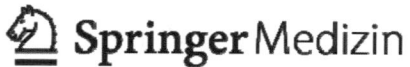
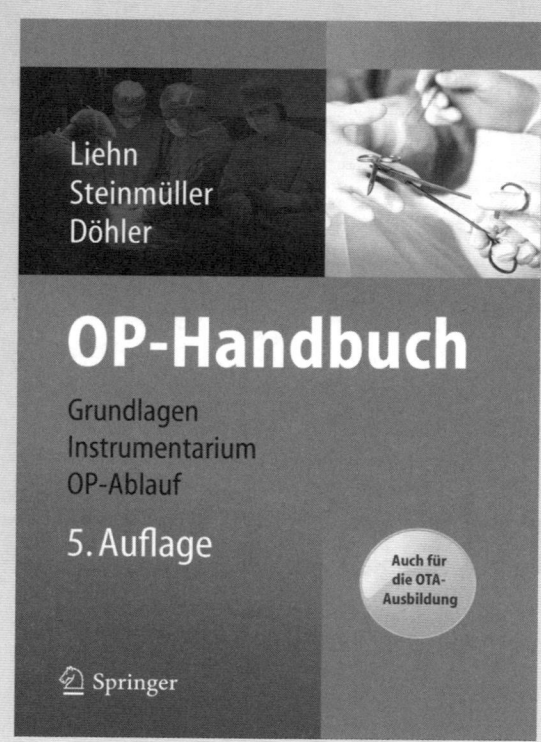

Stichwortverzeichnis

A

Adson-Pinzette 22
Amputationsmesser 18
Antiseptik 5
Arbeitsteil 126
Asepsis 5
Aufbereitung 130

B

Babcock 62
Bauchdeckenhaken 14
Beistelltisch 12, 123
Blutstillung 23
Bohrsystem 92
Bougie 99

C

Cerclage 89
Chirurgie 3
Clip 76
Containersystem 140
Cooley 24, 111
Cushing 24
Cutter, linearer 68

D

Dampfsterilisation 142
Darmklemme 37
Darmresektion 64
Darmspatel 59
De Bakey 24, 111
Deschamps 39, 55
DGSV (Deutsche Gesellschaft
    für Sterilgutversorgung) 130
Dilatator 99
Dissektion 28
Dissektor 80, 114
Drahtschere 90
Drahtspannzange 90
Duvall-Klemme 43

E

Einwegverpackung 139
Elevatorium 82
Entsorgung 133
EO (Ethylenoxid) 143
Ethylenoxid (EO) 143

F

Fadenschere 29
Fasszange 43
Fast-track-Chirurgie 64
Flachmeißel 84
Flugrost 137
FO (Formaldehyd) 143
Fogartykatheter 66
Formaldehyd (FO) 143
Frakturspalt 83
Funktionsprüfung 137
Funktionsprüfung Schere 137

G

Gallenblase 66
Gallenblasenfasszange 41
Gassterilisation 143
Gefäßklemme 37, 111
Gewebezange 62
Gewindeschneider 93
Grundinstrumentarium 6, 18
Gummizügel 61
Gynäkologie 96

H

Haken, scharfer 45
Hakenzange 42, 103
Hartmetalleinlage 9
Hegar 51
Hegarstift 99
Hohlmeißel 84
Hohlmeißelzange 87
Hohlsonde 55
Hohmann-Hebel 82
Hopkins-Optik 72
Hysterektomieklemme
    nach Wertheim 103
Hysteroskop 106

I

Implantat 8
Instrument
– abnehmen 126
– abwerfen 127
– anreichen 126
– Konstruktion 14
– Verwendungszweck 14
Instrumentanz 2
Instrumentation 11
Instrumentencontainer 2
Instrumentenherstellung 6
Instrumentenkreislauf 131
Instrumentensieb 124
Instrumententisch 12

J

Jakobsfutter 93

K

Kirschner-Rahmen 47
Klammernahtinstrument 67
Klemme 33
– weichfassende 36
Klinge 18
Knochengrundinstrumentarium
    79
Knochenhaltezange 87
Knochenschere 87
Knochenzange 87
Knotenschieber 79
Koagulationspinzette 24
Kocher-Klemme 34
Körnung 51
Kornzange 33
Kürette 101
– scharfe 101
– stumpfe 101

L

Langenbeck 45
Leberhaken 59
Legierung 7
Lidhaken 45
Ligatur 39, 55

Löffel, scharfer   83
Löwenmaul   87
Lungenfasszange   41

M

Magen   62
Magenresektion   63
Mandrin   71
Mattierung   11
Maulprofil   39, 51
Medizinproduktegesetz (MPG)   71
Mehrwegverpackung   140
Meißel   84
Meniskusfasszange   88
MIC-Instrumentarium   73
MIC (minimal invasive Chirurgie)   71
Mikro-Bulldog-Klemme   112
Mikroinstrumentarium   116
Mikroschere   28
Mikroskop   116
Mikulicz-Klemme   35
Milz   66
minimal invasive Chirurgie (MIC)   71
Morcellator   106
Mosquito-Klemmchen   35
MPG (Medizinproduktegesetz)   71

N

Nadel-Faden-Kombination   52
Nadelhalter   51
Nadelkörper   52
Nahtmaterial   7, 124
Nerv-Häkchen   114
Niedrigtemperatursterilisation   142
Nierenklemme   109

O

Obturator   71
Optik   72
Ösophagus   61
Osteotom   84
Ovarialfasszange   103
Overholt-Klemme   38

P

Parametriumklemme   103
Péan-Klemme   36
Peritoneum   59

Pinzette   22
– anatomische   23
– atraumatische   24
– chirurgische   22
Plasmasterilisation   143
Präparation   32
Präparierschere   14, 28
Profil   33

Q

Qualitätssicherung   10

R

Raspatorium   80
Reinigungs- und Desinfektionsgerät (RDG)   132
Rektumklemme   61
Repositionszange   88
Resektion, transurethrale (TUR)   107
Riefelung   14
– atraumatische   61
Rinne   39, 55
Rippenschere   30
Rippensperrer   49
RKI (Robert Koch Institut)   130
Robert Koch Institut (RKI)   130
Rohrinstrument   137
Roux-Haken   45

S

Säge, oszillierende   94
Satinsky-Klemme   37
Scheidenspekulum   97
– nach Breisky   97
– nach Doyen   97
– nach Kristeller   97
– nach Scherback   97
Schere   28
– bipolare   31
– gewinkelte   30
Seitenschneider   89
Single Port   72
Skalpell   18
Spannungsriss   137
Sperrer   47
Spezialinstrumentarium   59
Spiralbohrer   93
Stahlsorte   7
Standard   2
Stapler   68
– linearer   68

– zirkulärer   69
Steinfasszange   43
Sterilgutversorgung   130
Sterilgutversorgungsabteilung, zentrale (ZSVA)   2
Sterilisationsverfahren   142
Sterilitätskontrolle   144
Stieltupfer   33
Stößel   85

T

Tasthaken   75
Thoraxsperrer   49
Tischaufbau   122
Titan   8
Tuchklemme   33
Tunnelator   116
TUR (transurethrale Resektion)   107

U

Ultraschallreinigung   135
Unterbindungsnadel   55
Urethrotom   107
Uterussonde   102

V

Verpackung   139

W

Werkstoffnummer   9
Wertheim   43
wire-twister   90
Wundhaken   44
Wundspreizer   47
Wundverschluss   4

Z

Zählkontrolle   124
Zahnarzthäkchen   83
ZSVA (zentrale Sterilgutversorgungs-abteilung)   2

Printing: Ten Brink, Meppel, The Netherlands
Binding: Stürtz, Würzburg, Germany